艾扬格瑜伽学院教材系列

艾扬格瑜伽
入门教程

【印】吉塔·S. 艾扬格（Geeta S. Iyengar） 著

蔡孟梅 译

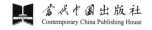

当代中国出版社
Contemporary China Publishing House

Yoga in Action – Preliminary Course

1st Published 2000 by YOG Utkarsh, Prabhadevi, Mumbai 400025. India.

Yoga in Action – Preliminary Course © Geeta S. Iyengar

© 2021中文简体字版专有出版权属当代中国出版社

龙象（广州）文化科技有限公司负责翻译

未经版权所有者书面同意，不得以任何手段复制本书任何部分

版权合同登记号　图字：01-2021-0549

图书在版编目（CIP）数据

艾扬格瑜伽入门教程 / （印）吉塔·S.艾扬格著；
蔡孟梅译 . -- 北京：当代中国出版社，2021.3（2024.5 重印）
　书名原文：Yoga in Action – Preliminary Course
　ISBN 978-7-5154-1090-6

　Ⅰ . ①艾…　Ⅱ . ①吉…②蔡…　Ⅲ . ①瑜伽—教材②
形体—健身运动　Ⅳ . ① R161.1 ② G831.3

中国版本图书馆 CIP 数据核字（2021）第 000284 号

出 版 人　王　茵
责任编辑　袁又文
责任校对　康　莹
印刷监制　刘艳平
装帧设计　肖　畔 + 卿　松［八月之光］
出版发行　当代中国出版社
地　　址　北京市地安门西大街旌勇里 8 号
网　　址　http://www.ddzg.net　邮箱：ddzgcbs@sina.com
邮政编码　100009
编 辑 部　（010）66572132
市 场 部　（010）66572281　66572157
印　　刷　北京中科印刷有限公司
开　　本　880 毫米 ×1230 毫米　1/20
印　　张　12 印张　插图 221 幅　219 千字
版　　次　2021 年 3 月第 1 版
印　　次　2024 年 5 月第 5 次印刷
定　　价　48.00 元

向帕坦伽利祈祷

让我们向最崇高的圣哲帕坦伽利致敬，

您编撰瑜伽成经，使我们满载平静与圣洁的正念，

您规范梵语的语法，使之清晰与纯洁，

您带来万妙的灵药，带给我们粗身的康泰与精身的解脱。

让我们臣服在最崇高的圣哲帕坦伽利足下，

您是蛇神的化身，诞生尘世成为圣哲，

我们向教导善良知识的最高导师礼敬。

给艾扬格大师的献词

他引导一切……

年轻、年长者和体弱者，

男人、女人和孩子，

无经验的初学者、熟练者和高级练习者，

对所有学生，他怀着同样的热忱与热心，

带领他们到达顶峰。

序 一

　　《艾扬格瑜伽入门教程》一书源自艾扬格大师给初学者编撰的练习大纲，旨在为参加拉玛玛妮艾扬格瑜伽纪念学院（RIMYI，Ramamani Iyengar Memorial Yoga Institute）入门课程的学生提供一种实用的指引。出版此书，是古鲁吉青年会（YOG）的荣幸。

　　通常，初学者尝试开始自己练习时，会把课堂上学过的东西抛在脑后，他们不确定从何开始，感到迷惑。这本书将会作为居家练习的指引，对课堂上的学习内容加以辅助。

　　这本书起到唤醒学生记忆的作用，使他们在练习体式时发挥自身在运动中产生的智能，并以这样的方式学习体式。每一个上进者，在开始阶段（Arambhavastha），需要明确他或她要做的事是什么。这本书指导学生如何去练习（Sadhana），它给出了自我研习（Svadhyaya）的直接方法，把意志力引到正确的方向。如此，练习者，尤其是对那些在瑜伽道路上刚开始受训的学生，便能获得持续练习（Abhyasa）的洞察力。

　　这本书的目的并不是要详尽赘述每个体式的练习方法，因为这些老师在课堂上已经教过。更多的细节和精微要点可以从艾扬格大师的书《瑜伽之光》（*Light on Yoga*）、《调息之光》（*Light on Prāṇāyāma*）、《帕坦伽利的瑜伽经之光》（*Light on the Yoga Sūtras of Patañjali*）和我的书《艾扬格女性瑜伽》（*Yoga: A Gem for Women*）中去学习。建议所有的练习者经常参考这些书籍，从而深入地去了解瑜伽。

《艾扬格瑜伽入门教程》不是结束，而是瑜伽的开始。它为练习者点燃潜藏的内在瑜伽之火，去照亮瑜伽之旅。

　　恳请尊者帕坦伽利护佑你们的瑜伽旅程。

S. Geeta

（吉塔·S. 艾扬格）

序 二

首先，能够为吉塔·S.艾扬格博士撰写的《艾扬格瑜伽入门教程》中文版作序，让我深感荣幸。因为多年以来，我们一直希望艾扬格博士能够写一本这样的书，一本供初学者、学生、教师阅读的入门教程。而现在我们已经如愿以偿，着实是一件令人高兴的事。

目前，全球范围内的瑜伽练习者已超过7000万——其中艾扬格瑜伽的练习者约占50%。近几年，艾扬格瑜伽在中国流行起来，中国艾扬格瑜伽练习者队伍也在迅速地壮大，很大程度上是由于两届中印瑜伽峰会的召开——第一届于2011年召开，主讲人是B.K.S.艾扬格大师；第二届于2014年召开，主讲人是吉塔·S.艾扬格。B.K.S.艾扬格是当今时代顶级的瑜伽大师，这两届峰会使得他卓越而杰出的瑜伽方法发扬光大。

数量庞大且仍处于快速增长中的瑜伽练习者队伍，使得他们要找到一名好的瑜伽教师变得十分困难。艾扬格大师说过"一本好书强于一名不好的教师"，而《艾扬格瑜伽入门教程》正是这样一本好书。

《瑜伽之光》《艾扬格女性瑜伽》这类书籍向我们描述并展示了最终的体式、体式的细节以及体式的深层解读，而《艾扬格瑜伽入门教程》则为初学者提供了清晰而实用的入门指南，该书为初学者自我练习和自我学习提供了明确的指导。同时，帮助有一定基础的学生重新学习，并在练习中积累智慧。教师也可以学习如何根据学生自身的需求和能力对每个人的体式进行引导和调整。

我谨代表广大瑜伽师生们向吉塔吉（Geetaji）表示深深的谢意，是你为我们提供了这样一本优秀而实用的作品。只有艾扬格博士才能够写出这样的作品。她慷慨地分享了在她的父亲 B.K.S. 艾扬格亲自指导下所获得的一生所学、所教授、所练习的精华，即艾扬格瑜伽方法的专业知识，最深的实践经验和最高级的解读。她本人就是一名大师。

高级艾扬格瑜伽教师

《艾扬格孕产瑜伽》作者之一

丽塔·凯勒（Rita Keller）

目　录

第六部分

第二章　坐立体式（Upaviṣṭha Sthiti）　

第七部分

绪　论

　　《艾扬格瑜伽入门教程》这本书旨在为瑜伽初学者引介一份练习大纲。该书的内容出自作者于1994 年 9 月在印度普纳拉玛玛妮艾扬格瑜伽纪念学院（即印度普纳艾扬格瑜伽总院）所作的同名系列演讲和示范[①]。

　　入门课程是特别为初学者和在瑜伽道路上寻求启蒙的新进入者设计的。学院还设置了初级、中级和高级课程，以满足想要在此道路上精进的人们的需要。由于这本书涵盖了专门针对入门课程的练习大纲，所以书中内容均配以插图来讲解，指引学生上好入门课程。它将引导学生沿着正确的方向去练习体式以及调息法。

　　瑜伽这个学科如天空般广阔，它不受时间的限制。这个课程只是引导学生们了解从何开始、如何深入。

　　入门课程大纲设计在八个月内完成，但由于我们希望学生能在体式练习中去穿透觉知，所以学生几乎要用一年才能完成课程。同时，如果学生在练习中没有展示出某种程度的巩固和进展，老师也不能让他们继续前进。参照大纲，新近开始学习瑜伽课程的人们可以了解这一年期间他们将要学习的内容，而资深和高级的练习者则可以更新记忆并检查练习之中是否有所遗漏。

----

① 　入门教程的系列视频和 CD 在 RIMYI 和中国艾扬格瑜伽学院有售。

大纲由 49 个基本体式和一个基本调息法（乌伽依）的两个阶段组成。大纲对有些体式的中间步骤加以强调，因为并非所有学生都能直接进入最终体式。这些中间步骤的重要性同样不容小觑，因此，我们将之囊括入内，使练习者能从中获益。

为了改善身体结构、润滑并灵活关节，大纲收录了各式不同的体式。这些体式还能加强并伸展韧带和肌肉。由于所甄选的体式会调节内脏器官并加强神经系统，身体的功能和性能也会随着练习的深入得到提升。

艾扬格大师在编撰此课程时还考虑到身体的各大系统，如消化系统、呼吸系统、循环系统、内分泌系统、肌肉、骨骼、排泄系统、生殖系统、淋巴系统和神经系统。为了健康，所有这些系统必须良好地相互合作协调。本课程的编排使所有这些系统能和谐运行[1]，让练习者收获心灵的灵敏、宽容、自由和开放，加强自律和内在的力量，从而在生理、心理和精神上为调息法的练习打下基础。

也许你感到迷惑，为什么要介绍这么多体式。人们的心理总是希望事半功倍。但请记住，如果努力少，回报自然也少。正确的努力会带来正确的结果。练习者最低的期望是提升身心健康，同时达到身体的平衡和头脑的宁静。我们选择体式的数目和种类正是基于对这些最小期待值的满足，以帮助练习者消减日常压力。

艾扬格大师在设计该课程时秉承着这样一种理念：使练习者发展出对瑜伽的兴趣，萌生出在瑜伽道路上汲取更多知识的愿望。如果有人不想继续课程了，通过已完成的练习，他们也学到了知

---

[1] 关于体式功效的扩展名录，请阅读 B.K.S. 艾扬格的《瑜伽之光》和吉塔·S. 艾扬格的《艾扬格女性瑜伽》。这两本书描述了身体各部分从练习中可以获得的益处，并对一些练习错误予以纠正。这里没有完全列出这些益处。

识，积累了经验，这些足以支持他们继续进行已学的瑜伽练习维护健康。从这点上来看，这个大纲本身是完整的。

圣哲们将这源于人类基本需求的古印度文化带给我们。人类不仅仅要保持身体健康，还要探寻生命的更高意义。为了达到这个目的，人类需要获得内在的力量、积极的信念和意识的发展。

体式并非意外而得的产物，它作为一种井然有序的生活方式而存在，因此体式被系统化地分门别类。看似外在的体式练习蕴含着改变个人行为的巨大潜能，继而能改变人的精神状态，令练习者进步并踏上灵性道路。体式的系统化分类是根据人体解剖学结构、身体功能以及运动的起承转合来划分的。它令我们循序渐进地启动身体内部，使我们穿透外在身体直达内在，并且通过身、心的修炼发掘出生命中的潜能，到达存在的本质。

这个大纲里有站、坐、扭转体式和前伸展、后弯以及仰卧伸展体式，还有腹部和倒立体式。体式的分类使我们能够对身体的运动进行分析，测度自己的意志力，穿透深入意识，练习过程中意识被直接引导向内，生命被扩展，变得积极而又有意义。

这本书不打算从技术层面加以解析，而是要从实用的角度对瑜伽练习进行指导，从而让学生掌握最有裨益的步骤次序。书中简洁精准的方法就像是给学生的指示灯。更为全面和细致的解释请参考《瑜伽之光》《艾扬格女性瑜伽》和 *Arogya Yoga*（马拉地语）。

通常，学生都记不住体式的样子或者体式的名字。在学习体式的时候，除了让身体进入正确的体式，我们还需要知道体式的名字和形态以便完成正确的体式。这有助于我们把动作、运动过程及内在的调整连接成一体，而这种连接不仅仅局限于某个特定的体式，还发生在体式与体式的转换之间。在进入体式之前了解体式的名字和形态，不仅在生理层面，还能在心理层面为练习做好准备。我们进入体式前头脑要清醒，全神贯注得就像小孩凝视着他的玩具那般。尽管体式是已知的，行为动作是已知的，头脑已经对其有所设想，但仍须重新体验每一个体式。学习并熟悉每一组体式和体式的序列，这样我们在练习时才不会产生迷惑。

以下是给练习者的提示、注意事项和规定：

（一）可以在早上工作之前或者晚上工作之后根据自己时间的方便进行练习。家庭主妇可以选择孩子们上学后、丈夫去办公室之后的时间来练习，如果两餐和练习之间的间隔时间足够，也可以利用下午这段时间来练习。

（二）餐后基本上要间隔四个小时再进行练习。如果间隔的时间不够，可能会感觉反胃甚至导致呕吐、恶心、头疼、沉重和浑身酸痛。如有需要练习前半小时可以喝少量饮料。练习后一个小时可以就餐。

（三）穿着适当宽松的衣服练习，不要妨碍身体自由运动。

（四）不要在喘息困难、太阳暴晒、感觉筋疲力尽之时开始练习。同样也不应该在其他的身体锻炼之后马上开始练习，如健身、田径、游泳等。中间要有些时间来恢复，或者选择练习一些恢复体力的体式。

（五）练习任何体式都不要憋气，保持正常呼吸。一律用鼻子按照体式步骤的指导吸气或呼气。更多地专注于体式的正确练习而不是呼吸。只有正确地构建体式才能了解呼吸的特性。如果体式正确，呼吸也将随之正确地进行。

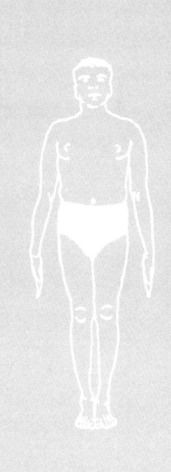

第一章

站立体式
(Utthiṣṭha Sthiti)

我们从站立体式（Utthiṣṭha Sthiti）开始。日常生活中的大多数时候，我们都是用双腿站立的，但我们很少会去关注正确的站姿。这些站立体式让我们去留意自己是怎么站的，进而纠正身体姿势。在此，我们将学习双腿稳固站立的基本姿势；学习在各种各样的手臂动作中，怎样把身体重量均匀分布在双脚，同时又不扰乱体位，也不晃动全身。

第一部分

1. 山式
（Samasthiti）

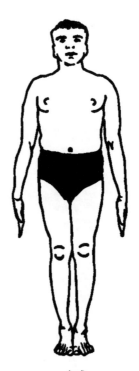

山式

○ 站立。

○ 双脚并拢，脚趾、脚踝和脚跟贴合。

○ 将身体重量均匀分布于双脚。

○ 收紧膝盖骨，双膝往上提。

○ 胫骨和大腿骨分别对齐。

○ 大腿前侧推向后。

○ 伸直脊柱，胸腔上提。

○ 手臂沿身体两侧伸直向下，与髋部在同一直线。

○ 转肩向后，肩胛骨内收。

○ 保持颈部、头部伸直。

○ 目视前方。

学习从整体上感受身体，感觉它的存在，感觉身体部位的空间关系。学习均匀地将身体重量分配于双脚脚掌和脚跟。

　　山式中，伸展手臂从肩部一直向下到指关节。肩部对位使我们站直并适当地平衡。

　　张开并伸展脚底，小腿胫骨和大腿骨对位并平衡。伸展腘绳肌，建立起脚底足弓。安置胸腔和头部。伸展胸腔的两侧肋壁，手臂略向后。

说明：

不要因为这个体式很简单就认为它不重要。你越是去关注它，就越能认识到自己身体姿势的不足之处。

2. 手臂上举式

（Ūrdhva Hastāsana）

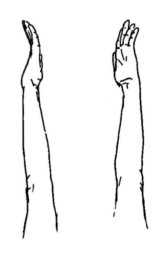

掌心相对

a. 掌心相对

o 山式站立，手臂沿身体两侧伸展向下，掌心朝向大腿。双肩向后转，同
  时向下沉。

o 呼气，伸直手臂向前并向上到头部上方。上臂与双耳平行，掌心相对。

o 伸展手腕和十指。

o 向上看，检查掌心是否相对并且完全平行，然后目视前方。

学习打开肋腔两侧。

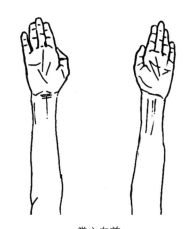

掌心向前

b. 掌心向前

○ 手的姿势和上面所讲的一样，转动上臂使掌心朝前。

○ 手肘和手腕伸直并伸展向上。

○ 张开手掌，伸展十指。

○ 保持肩胛骨和斜方肌向背部下方移动。

○ 目视前方。

○ 呼气，缓慢放下手臂到身体两侧。

学习在双腿稳固的状态下拉伸手臂，激活肩胛骨和肋腔后侧。

3. 上举手指交扣式
（Ūrdhva Baddhāṅguliyāsana）

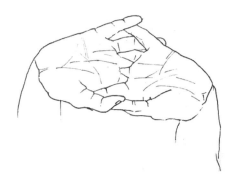

手指交扣式（Baddhāṅguliyāsana）

　　山式中的手指交扣锻炼了指关节。每根手指的所有指关节都被打开，胸腔被拓宽拉长。交扣手指时要记住手指的位置以便交换方向练习。交扣好手指后，观察哪边的小手指在最外侧。通常人们不清楚如何恰当地交换交扣的手指，交扣的手指总是盖住手背而不是手心。在交换时，将另一只手的小手指放在最外侧。其他交扣技巧还包括：扣紧所有手指的根部并反转手腕，这时也要遵循同样的方式交扣。这种交扣手指的动作必须要在练支撑头倒立之前正确掌握。

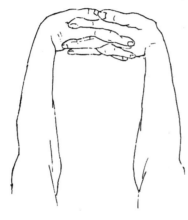

上举手指交扣式

○手指在身前交扣。

○检查此时哪只手的小手指位于最外侧。

○反转掌心和手腕远离身体(大拇指指向地板),伸直手肘。

○双臂向天花板方向伸展,与双耳平行。

○手掌心充分张开。

○双手掌心面分别均衡地朝向天花板。

○带动手臂向前。

○松开手指,放下手臂。

○现在交换手指交扣方向。

学习交扣手指并带给身体一种垂直的伸展。

说明:以上姿势 2 和 3 中,当手臂伸展过头顶时,要阻止骨盆推向前。通过保持大腿牢固后推、尾骨内收、胸腔上提来拮抗。保持山式中腿的姿势。

4. 祈祷式
（Namaskārāsana）

这个体式有三个变式，它们是：祈祷式（双手于胸骨前）、上举祈祷式（手臂上举过头）、反转祈祷式（手在背后）。须在学会牛面式的手臂姿势后再尝试反转祈祷式。

这个手势也被称为"阿特曼加利手印（Ātmānjali Mūdrā）"或者"祈祷手印（Namaskāra Mūdrā）"，在冥想（Dhyāna）时持此手印，它也出现在拜日式（Sūrya Namaskāra，参见第十三部分）中，它同时也是印度人打招呼的一种方式。

○山式站立。

○屈手肘，将双手掌于胸骨前合十，大拇指靠近胸骨。不要缩短肱二头肌。

○掌根、手掌心和所有指关节均衡地彼此贴合。

○通过拉长和伸展双臂的肱二头肌带动手肘向下。

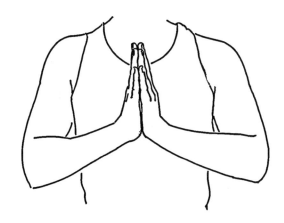

祈祷式

学习均等地保持双手掌
间的压力，但手臂肌肉
不要用力。

说明：手指应该略指向
前（偏离垂直方向一
点），离开胸腔，以便
能够保持肩部向后转、
胸腔两侧推向前。手肘
向下沉落。手臂姿势不
要妨碍呼吸过程中胸廓
的自然扩展。

5. 上举祈祷式
（Ūrdhva Namaskārāsana）

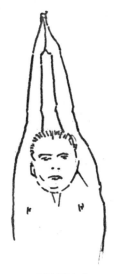

上举祈祷式

学习通过打开腋窝和胸腔来纵向伸展躯干两侧向上。

说明：这个练习可以从祈祷式开始、伸展手臂向前进入体式，或者从体侧展开手臂的方式上举手臂过头进入体式。

这是拜日式中的一步。

○ 如手臂上举式中那样伸展手臂过头，肘关节伸直，伸展手腕和手掌。

○ 保持手肘伸直，保持胸腔和锁骨扩展开，双手合十。

○ 保持手臂伸展向上，锁住手肘。

○ 双手掌紧密地贴合。

○ 不要向下看。

○ 呼气，手臂落于身体两侧。

6. 牛面式

（Gomukhāsana）

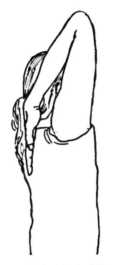

从上面固定手臂

a. 从上面固定手臂

○ 山式站立。

○ 吸气，举起右臂。

○ 屈肘向下，使右手落在肩胛骨之间，手指向下。

○ 呼气，还原右臂向上，放下右臂。

○ 左侧重复相同练习。

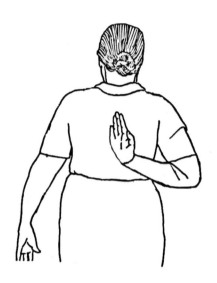

从下面固定手臂

b. 从下面固定手臂

○山式站立。

○屈右臂向后，使右手背置放于臀部，然后滑动右手向上到肩胛骨之间。

○呼气，放下右手。

○左侧重复。

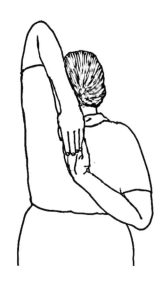

扣住手指或手掌

c. 扣住手指或手掌

○ 将右手放臀部后方并向上固定。

○ 举起左手臂从上面固定，并用右手抓住左手。

○ 双手彼此相扣。

○ 松开，换方向重复练习，左手在下，右手在上。

学习打开腋窝。观察胸
腔后方相扣的双手，打
开胸腔。

7. 反转祈祷式

（Paśchima Namaskārāsana）

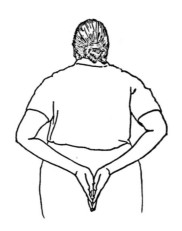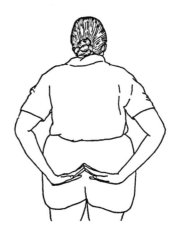

学会牛面式的手臂姿势后才能学习这个体式。这个体式的手势是这组练习的高级手势。

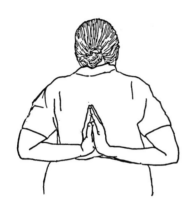

○双臂置于身后，双手指尖相碰，手指向下。

○转动手臂和手腕使手指朝着背部，然后指向上。

○保持双手的姿势并滑动向上，使双手和肩胛骨在同一直线上。

○伸展所有手指并保持双手掌心均匀互推。

○转肩向后，推肩胛骨向背部（内收肩胛骨）。

○双手继续向头的后侧方向移动，然后将手肘下沉。

○滑动双手向下，放松手臂回到山式。

学习在不塌陷胸腔的情况下，转动肩部、手臂和手腕。

8. 树式
（Vrksāsana）

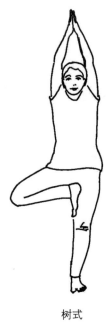

树式

a. 无支撑

○ 山式站立。

学习单脚平衡站立，学
会对身体的警觉。

○ 屈右膝，抓住右脚，右膝向右侧打开。

○ 将右脚掌放在左大腿内侧上端，脚趾朝下。

○ 保持左腿伸直稳定。

说明：很难找到平衡的
人，可以先练习以下
变式。

○ 伸展手臂过头顶，掌心如在上举祈祷式中那样合十。

○ 保持头部正直，目视前方。

○ 呼气，右脚落地，放下手臂，在另一侧重复练习。

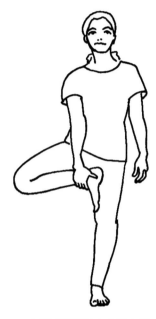

右脚底固定于左大腿内侧

b. 背靠墙

○站立，背部轻轻靠墙，按上面的方式进行练习。

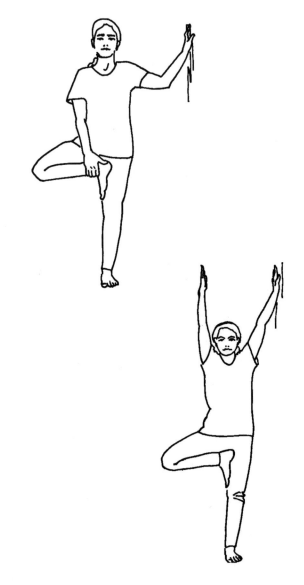

首先学习把脚底紧贴并
固定在另一侧大腿内
侧，手臂的上举可以之
后再学习。

靠近墙

c. 靠近墙

○站立，左侧身体和墙面平行，离墙大约 6 英寸（约 15 厘米）。

○左手指尖靠墙。

○按照图中的方法放好右脚。

○缓慢将右手臂伸展向上到手臂上举式，停留。

○慢慢滑动左手向墙的上方，每次滑动 6 英寸（约 15 厘米），直到左手
　臂平行于右手臂。

○双手合拢，目视前方。

○放下手臂，左手指尖触墙，放下弯曲的右腿，右脚落地。

○山式站立。

○转到另一个方向，右大腿平行于墙面。

　　站立时，我们经常把身体重量都落在某侧腿上，因此树式练习时
用这一侧支撑会更容易，而另一侧则会显得比较困难。通常我们觉察
不到我们是如何站立的，也意识不到站立时左右脚受力不均匀。正确
的山式站姿能使我们意识到受力不均，并进行调整。

9. 幻椅式
（Utkaṭāsana）

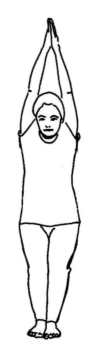

手臂动作在前，腿部动作在后

a. 手臂动作在前，腿部动作在后

○山式站立。

○手臂上举式。

○保持手臂的完全伸展，进入上举祈祷式。手肘容易弯曲，要保持手肘伸直，不要弯曲。

○弯曲双膝，臀部向下落，直到大腿平行于地面，脚跟保持踩地。

○保持躯干挺直，胸腔上提。

○吸气，回到山式。

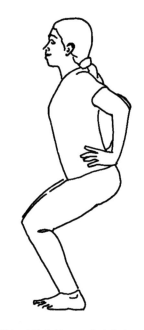

腿部动作在前，手臂动作在后

b. 腿部动作在前，手臂动作在后

○ 山式站立，双手叉腰。

○ 呼气，按 a 中的方式屈双膝、臀部向下。

○ 伸展手臂过头顶，掌心贴合，不要含胸。

○ 保持躯干提起向上。

○ 保持大腿平行于地面；保持手臂完全伸展，伸直向天花板方向。

○ 伸直双腿返回山式。

说明：方法 a 比方法 b 容易，但是方法 b 使肌肉变得更结实。保持稳定和平衡比较困难的人可以练习方法 c 和 d。

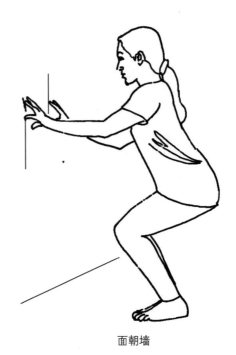

面朝墙

c. 面朝墙

○ 距离墙 6~8 英寸（约 15~20 厘米）站立。

○ 将双手指尖放到与胸同高的墙面上，手形成杯状。肘关节略微弯曲。检
查身体没有前倾向墙。

○ 屈膝，大腿平行于地面。

○ 吸气，伸直双腿，双手指尖离墙。

学习正确屈膝和保持脊
柱提升。

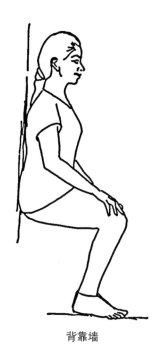
背靠墙

d. 背靠墙（这个方法适用于小儿麻痹症、局部瘫痪、膝关节虚弱、膝外翻患者）

○ 离墙 1~1.5 英尺（约 30~45 厘米）站立。

○ 背部靠墙，双手指尖抵在身后的墙上。

○ 保持背部靠墙，呼气屈膝，坐骨向下。

○ 保持后腰贴墙，同时保持胸腔上提。

○ 身体不要离开墙，上举手臂过头顶，然后双手贴合。

○ 吸气，伸直双腿，回到山式。

学习在保持脊柱伸展并上提的情况下，恰当地弯曲膝关节和髋关节。

说明：在幻椅式中屈膝时，坐骨垂直向下，不要推向后。同时胸腔不要前倾。尽量保持躯干两侧的长度，就像山式中那样。

功用与注意事项

幻椅式增强背部肌肉和腹部器官，锻炼胸部的肌肉并伸展臀部肌肉。横膈膜在幻椅式中被提起，使心脏得到温和的按摩。小腿骨，也就是承重的骨骼得到加强。我们学会弯曲大腿关节（髋关节）、踝关节和膝关节。脊柱周围的肌肉得到加强。

此外，这些体式还能产生一些其他的特殊"功效"。这些有待我们在以后的练习中去观察，这种"观察"和其他技巧一样，需要学习和培养，但这并不要求我们在体式练习中有任何特别的天赋，因此任何人都可以习得。一旦体式做得正确和精准，它们就开始对身体和头脑产生作用。

体式练习带来的敏锐觉知力和观察力，使瑜伽练习者的身体稳定、觉知清晰、整个人得到充实。

在以上所有站立体式中，身体中心方向要保持在双脚上，脊柱要保持竖直。

通常我们站立时，双脚脚跟容易合拢而脚尖容易分开，大腿转向外而小腿肌肉收向内。我们必须要学会将大腿前侧肌肉转向内，小腿肌肉转向外。山式中，双脚在地板上彼此平行。注意要将身体重量均衡地分配于双脚，并且还要均匀分布于脚的不同部分，也就是脚跟内侧和脚跟外侧和整个脚跟的边缘。提起足弓，脚踝骨彼此均等放置，带动小腿胫骨向内，两侧小腿胫骨彼此对齐。小腿胫骨伸直和大腿骨对齐在一条线上，支撑腿骨的肌肉"群"被调配在正确的位置上。这能使它们毫不费力地支撑起整个身体框架。正确的双腿位置会给整个骨盆区域带来巨大的支撑和自由，减少各种没有察觉到的倾斜。

即使手臂和腿在不同的体式中动作各异，仍要保持躯干两侧等长。我们要学会协同手臂和腿的动作。手臂的动作不要扰乱基本体式的正直的核心。日常走路时，我们没有觉知到手指、脚趾，但在练习中，我们开始对四肢末端产生觉知。这一组体式快速连接完成时，不需要做热身练习，因为练习中会自然产生热身的效果。

要在简单的体式中，学习内在的对位，练习者需要运用智性。手臂伸展向上时，胃部不应向前，不要让腰椎过度凹陷向内。这些体式中所有的手臂运动帮助打开肩关节、肘关节、手腕、手指和指关节。山式的正位中，头脑参与查看四肢和躯干，头脑逐渐转向内在核心。

正常、健康且没有任何并发症的孕妇，可以练习这组体式中除树式和幻椅式之外的其他体式。

从这组体式中，我们学习了腿部转动和腿部弯曲时如何保持身体的对位，还学习了在腿部移动和运动时如何对应地调整身体。

第二部分

学习在跳开时打开双腿并调整好脚的准确位置。学习打开手臂与肩同高，并与双脚对齐。

10. 四肢伸展式
（Utthita Hasta Pādāsana）

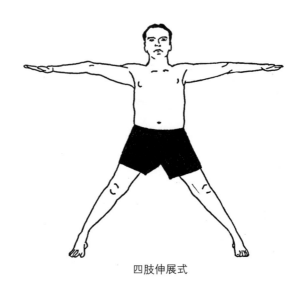

四肢伸展式

○ 从山式进入。

○ 吸气跳动使双腿分开 4 英尺（约 120 厘米）。

○ 保持双脚平行，脚趾朝前。

○ 提起双膝，大腿推向后。

○ 提起躯干和胸腔。

○ 手臂向两侧打开，与肩同高，保持肩部下沉，肩胛骨内收。

○ 保持手肘伸直，掌心朝下，伸展十指。

○ 颈部伸直，头正直，目视前方。

○ 回到山式。

11. 四肢侧伸展式
（Pārśva Hasta Pādāsana）

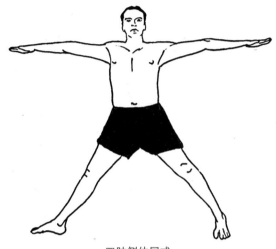

四肢侧伸展式

○ 进入四肢伸展式。

○ 转动右腿，大腿和脚向右 90 度。

○ 转动左脚略向内。

○ 检查大腿中线、膝关节中线和脚踝中线是否连成一线。

○ 当腿旋转向右时，躯干随着腹部转向相反方向（左侧）来拮抗。

○ 保持头中央、喉咙中央、胸部中央和肚脐在同一垂线上。

○ 保持腰部两侧均衡提升。

○ 回到四肢伸展式，练习左侧。

○ 回到山式。

学习在不扰动身体其他部位的情况下转动腿和脚。

12. 三角伸展式
（Utthita Trikoṇāsana）

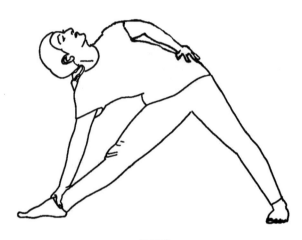

手叉腰

a. 手叉腰

○ 进入四肢伸展式。

○ 转到四肢侧伸展式，先从右侧做起。

○ 呼气，伸展躯干向右，右手放在右小腿胫骨上，靠近脚踝。

○ 左手叉腰，屈肘。

○ 向天花板方向转动胸腔和腰部，转动头部向上看。

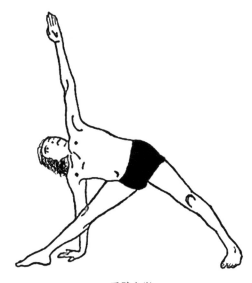

手臂上举

b. 手臂上举
○ 和以上步骤一样，伸展身体向右，右手放在右小腿胫骨上，然后伸展左
　手臂向上与左肩在同一直线。
○ 双臂和双腿都伸直。
○ 转头看向左大拇指。
○ 吸气，回到四肢侧伸展式，然后到四肢伸展式。练习另一侧。

学习侧屈躯干，转动躯
干和颈部。学习腿部和
手臂的对位。

13. 战士 II 式

（Vīrabhadrāsana II）

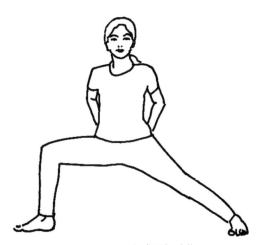

双手叉腰，完成腿部动作

a. 双手叉腰，完成腿部动作

○山式到四肢伸展式，双手叉腰然后进入四肢侧伸展。

○保持躯干中心垂直于地面，均衡地提起躯干两侧。

○呼气，屈右膝到右脚踝上方，膝关节和脚踝在同一直线。

○大腿平行于地面，小腿垂直于地面。

○左腿保持伸直，左脚保持压地。

○吸气，伸直右腿，转右脚向前。在另一侧重复以上步骤。

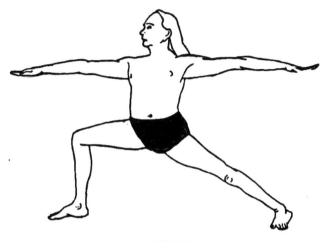

手臂伸展

b. 手臂伸展

○ 山式，腿部动作与上述一致。

○ 保持躯干的中心与地面垂直，提起胸腔。

○ 手臂向两侧打开，与肩同高。保持肘部、手腕和手指伸展。

○ 呼气，屈右腿至 90 度，膝关节和脚踝在同一直线。

○ 大腿平行、小腿垂直于地面。

○ 转头，目光沿着右手臂向前。

○ 回到四肢侧伸展式，再到四肢伸展式，然后练习另一侧，回到山式。

　　所有这些体式，我们必须学习以跳动来分开双腿。这个"跳的动作"带给身体一种弹力的感觉，使练习者感觉轻盈。

学习用伸直腿产生的拮抗力来屈膝 90 度；保持躯干中正，避免其倾向屈膝侧。学习协调这些相反的动作。

说明：1. 练习时很难同时注意到双腿和双臂。因此，先分别从每一侧去练习腿部的运动，保持双手叉腰。然后，伸展开手臂重复练习。

2. 如果练习者比较虚弱或是上了年纪，不能判断身体是否对位，那么可以背部靠墙来练习以上所有体式。

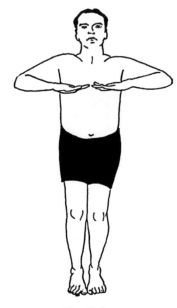

跳入体式

学习在跳开的同时，伸
展双臂和双腿。动作应
迅速敏捷。

跳开

○山式站立。

○曲肘，双手靠近胸腔，手心向下。

○手掌和手肘同一直线，平行于地板。

○如幻椅式中那样屈双膝。

○吸气跳开，展开手臂和双腿到四肢伸展式。

○以同样的方式返回：微屈双膝，带动手臂略向上，跳回山式。

功用与注意事项

有些人甚至连分开双腿都会害怕，我这样说毫不夸张。他们感觉自己正在做一件不正常的事情。保持双脚并拢是件困难的事情，分开双腿也一样。一旦分开双腿，你第一次感觉到腿部的伸展。你开始觉知到双腿，尤其是内侧和外侧，同时也感觉到腿前侧和腿后侧。通常，由于怕地滑摔倒，脚底都会缩着。你既没有伸展手臂也没打开骨盆带和胸腔。现在，要开始觉知，伸展脚底、打开足弓。通常，双腿的能量是向下流动的，在此，你第一次感觉到能量上升。同样，手臂向两侧打开，伸展了位于胸腔肋骨之间的肋间肌。

进入接下来的体式练习时，你会体会到附肢骨骼的运动更进了一步。附肢骨骼包括骨盆带、肩带、大臂骨、前臂骨、肘关节、手腕、手指、大腿骨、膝关节、脚踝骨、足部骨骼和趾骨。通过各种运动的机制，你学会了提升脊柱和内在器官。例如，在三角伸展式中，从调整肩部——肩胛骨、手臂和腋窝等开始，随后你就会去调整胸椎和胸腔，这种调整有助于胸腔展开。同样，通过调整双腿，腰椎、骶骨和腹腔都得到调整。

所有这些体式都能矫正双腿的缺陷，强化双腿的肌肉，也能舒缓背痛、颈椎的扭伤，并且减少腰部、臀部和大腿四周的脂肪，降低胃酸，排出气体，缓解胃部的滞重和饱胀感。它们还能去除身体重要器官的惰性，激发和活化这些器官。

站姿不仅作用于身体的结构和内脏，它们对女性尤其有益，因为它们能促进生殖系统的功能，防止卵巢失调并强化子宫。即便是孕妇，也可以不需要有任何疑虑地去做这些练习。

说明：以上所有体式，除了幻椅式和跳开的动作之外，其他的体式均可在正常生理期间进行练习。

第三部分

这一组体式包括侧伸展和侧转。当手臂的姿势发生变化时，我们要认识到发生在腿和躯干上的连带问题并去纠正它们。

学习保持胸腔宽阔的结构。不要将身体的所有重量全部压在弯曲的腿上。

说明：胸腔和腹部要转向天花板方向，转动躯干时，上方的手要叉腰。

14. 侧角伸展式
（ Utthita Pārśvakoṇāsana ）

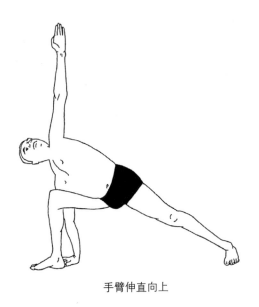

手臂伸直向上

a. 手臂伸直向上

○ 跳开到四肢伸展式。

○ 按照战士 II 式的指导进入练习。

○ 呼气，右手贴地，保持胸腔向前。

○ 伸展左手臂垂直向上与肩在同一直线，肘关节锁住，手掌、手指伸展指向天花板。转头，视线经过左手大拇指向上看。

○ 吸气，回到四肢侧伸展式，然后回到四肢伸展式。练习另一侧。

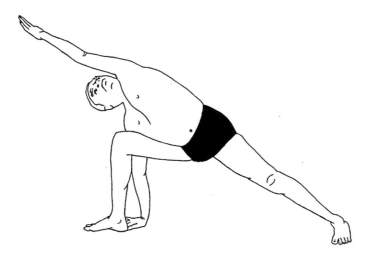

手臂伸展过头

b. 手臂伸展过头

○ 从上面的姿势进入。

○ 转头，沿着左大拇指方向向上看。

○ 呼气，伸展左臂过头，左臂与左耳平行。

○ 吸气，回到四肢侧伸展式，然后回到四肢伸展式，练习另一侧。

学习在练习右侧时，从左脚到左手在同一直线上伸展，反之亦然。

15. 战士 I 式

（Vīrabhadrāsana I）

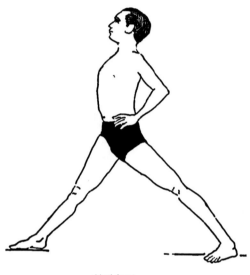

转动躯干

a. 转动躯干

○ 山式。

○ 跳入四肢伸展式。

○ 双手叉腰。

○ 右脚向外转动 90 度，左脚向右转动 60 度，双腿伸直。

○ 向右转动双肩、躯干和骨盆，让骨盆两侧对称地面对右侧。

○ 吸气，转回前方，练习左侧，然后回到山式。

学习转向侧面，学习从内向外完全转动左腿后侧，保持左脚跟下压，另一侧也一样。

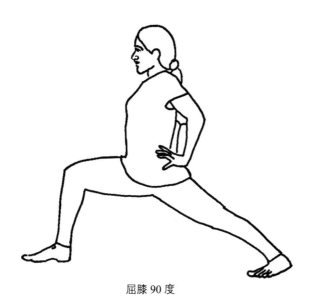

屈膝 90 度

b. 屈膝 90 度

○从山式进入，按照 a 的方法练习。

○呼气，保持左腿伸直、稳固，屈右膝，使小腿和地板成直角、大腿平行
于地面。

○吸气，伸直右腿，还原，双脚向前转，练习另一侧。

学习屈膝 90 度，但躯干不要前倾，躯干从臀部到头部保持与地板垂直。

16. 站立飞机式

（Vimānāsana）

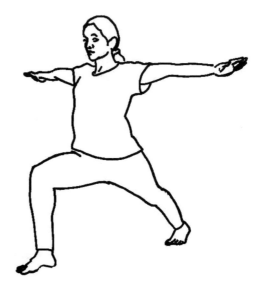

站立飞机式

c. 双臂侧平举
○按照战士 I 式的练习方法 a 和 b 进入体式。

○吸气，保持右腿弯曲成直角，双臂侧平举，与肩同高。

○吸气，双手叉腰，伸直双腿，起身，转回到前方，练习另一侧。

这是战士 I 式更进一步的变式，被称为"站立飞机式"，在这个体式中，双臂向两侧打开。

学习转腰时扩展胸腔。

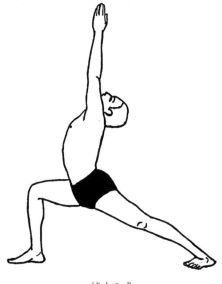

战士 I 式

d. 战士 I 式（Vīrabhadrāsana I）——最终体式

○ 从山式进入四肢伸展式。

○ 双臂上举过头，肘关节伸直，手掌如上举祈祷式中那样合十。

○ 右脚向外转动 90 度，左脚向内（向右）转动 60 度。

○ 吸气，向右转动肩部、躯干和身体。

○ 保持胸腔上提、手臂伸展，呼气，屈右膝形成 90 度角。

○ 保持后腿的伸直和结实稳固。

○ 保持颈部伸展，头向后，向上看。

○ 吸气，抬头，伸直腿返回，向前转动躯干和双脚，然后练习另一侧。

学习手臂上举时正确地转动腰部。一般来说，手臂举起之后骨盆会向后腿倾斜。

说明：分开练习每个动作。以下面两种方式进入最后步骤 d：1. 屈膝前先上举手臂。2. 先屈膝再上举手臂（b 到 c）。如果在上举祈祷式中胸腔收缩，那么就把手臂保持在手臂上举式。

功用与注意事项

这些体式能增强腿部肌肉，有助于初学者去尝试更高阶的站立体式，尤其是站立平衡的体式。从中，我们会形成运动感和灵活性，比如，我们会知道如何使脊柱肌肉朝远离脊柱的方向伸展转动和扩展等。

手臂向各方位的运动能去除腋窝、肩部和肩胛骨、胸腔和颈部的僵紧。

这些体式将使人变得积极、敏锐、专注和稳定。它们将点燃意志力之火。

在这组体式中，我们将学习直立、侧向和水平姿势中的单腿平衡。

17. 树式
（Vṛkṣāsana）

参见第一部分第八个体式（树式）。

现在重复树式能帮助身心做好准备，更好地去学习下面的两个站立平衡体式。

利用树式中膝关节的姿势来理解半月式中膝关节的转动，继而识别出存在于大腿上的根本智慧，这是关键所在。

18. 半月式

（Ardha Chandrāsana）

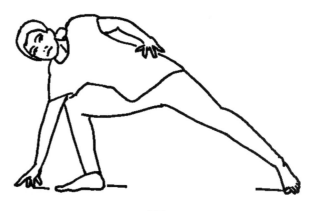

屈膝

a. 屈膝

○ 首先按照三角伸展式的指导进入体式。

○ 屈右膝，右手放到右腿前约一脚以外的地板上。

○ 向前转移身体重量，使之落在右脚和右手上。

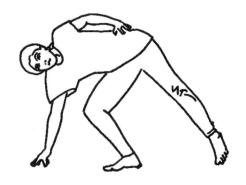

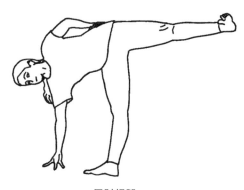

屈肘提腿

b. 屈肘提腿

○ 呼气，左手叉腰，屈肘，向头的方向更进一步地伸展躯干。

○ 左脚略向右腿方向移动。

○ 向上提起左腿并伸直，使左腿平行于地板，右腿垂直于地板。

○ 回到三角伸展式，然后到四肢伸展式，在左侧重复 a 和 b。

学习在把身体重量移到右手和右腿上的同时，提起左腿并伸直右腿，学习同步完成这些动作。

伸直手臂

学习当头部和颈部转向上时保持身体平衡，提起的左腿不要下垂，后腿有控制地返回地面。

说明：为了能迅速进入体式并获得平衡感，可以直接从四肢侧伸展式进入半月式，身体平衡于右手和右脚，也可以靠墙练习平衡（后侧身体靠墙）。

c. 伸直手臂

○ 接着 b，伸展左手臂垂直向上，与肩在同一直线，手指尖指向天花板。

○ 缓慢转头看左手指尖。

○ 呼气，屈右膝并放下左脚，回到三角伸展式。

○ 回到四肢伸展式。

○ 现在在另一侧重复这些步骤。

19. 战士 III 式

（Vīrabhadrāsana III）

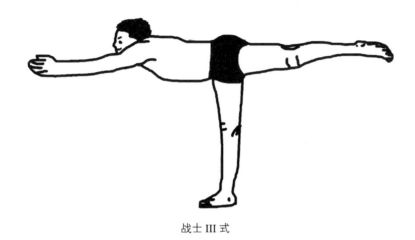

战士 III 式

○进入战士 I 式，呼气，躯干和手臂在右腿上方向前伸展。

○向手臂的方向移动躯干，伸直右腿并提起左腿向上使之与地板平行。

○向前伸直手臂和躯干，同时向后伸直左腿，右腿也伸直并垂直于地板。

○整个身体、手臂、躯干和左腿平行于地板，平衡于垂直的右腿。

○屈右膝，左脚落地，提起躯干向上，回到战士 I 式。

○伸直右腿并返回山式。

○练习另一侧。

学习在保持平衡的同时保持专注。如果身体晃动，头脑也会不稳定；反之当头脑波动，身体也将不稳定。

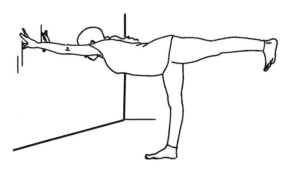

手指触墙

说明：1. 如果身体沉重而难以保持平衡，那么就以手指尖触墙的方式来练习战士 III 式，直到你可以稳固地保持这个体式（孕妇可以用这个方法），之后再离开墙练习，还可以交替抬腿，以快速连续的方式进行练习。

2. 如果难以抬起左腿，就将指尖触地、躯干平行于地面、抬头向上并向前，练习把腿伸直。

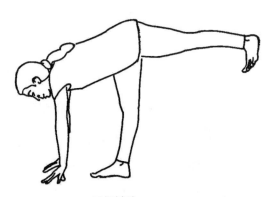

手指触地

功用与注意事项

我们已经关注了平衡，在此我们将更进一步。平衡感及身体得到的适当支持来自脊柱肌肉的适当伸展。一般我们在第二或者第三周学习树式，掌握其中的平衡基础，树式有助于我们学习接下来的两个体式。

半月式中，学习由一只手臂和一条腿来承重；而在战士 III 式中整个与地面平行的身体则仅由一条腿来支撑。这两个体式在这个课程的第二、第三个月介绍给大家。

半月式调整脊柱下段区域，即腰椎、骶骨以及连接下肢的神经。这个体式对女性，尤其是受相关妇科问题困扰的女性大有裨益。痛经和月经过多的女性可以在月经期间靠着墙来练习这些体式。

这组体式有助于缓解坐骨神经痛、关节炎和风湿痛；它们还能纠正溜肩和驼背，扩展胸腔，提高耐力。对资深的学生来说，这组体式关乎平衡，而对于需要恢复健康的人们来说，它们则可以促进呼吸和提升耐力。平衡的需要使得注意力变得敏锐。在以上所有平衡体式中，大脑必须要专注，思想必须要警觉。

帕坦伽利（Patañjali）在《瑜伽经》第三章中的一条经文中说，"deśa bandhah cittasya dhāraṇā"，意思是"凝神就是将意识聚集在一物之上"。[①]专注于一个特定的区域，需要进行规律的训练。在这些体式中，身体、头脑和呼吸协调一致地工作。为了达到平衡，注意力必须更加专注，同时

---

① 更多的细节请参阅《帕坦伽利瑜伽经之光》。

还要保持警觉和觉知。

此时，我们带着全然的投入来学习专注的艺术，这些体式要比前几部分中提到的体式需要更强的头脑专注力。人们需要敏锐的注意力，而非随意练习。

瑜伽练习者须具备和谐、平衡、宁静和力量。这两个体式发展了这些品质，带来内心的安宁。

第五部分

在站立飞机式和战士 I 式中我们介绍了半扭转动作，获得了半扭转的方向感之后，我们将在接下来的两个体式中更进一步地学习扭转的动作。脊柱和腹部在任何体式中的转动或者扭转在梵文中都被称为 Parivṛtta Kriyā。

门闩式是一个"辅助体式"。它是躯干侧面得到伸展的决定因素，躯干的侧伸展能促进扭转动作的完成。门闩式为扭转三角式和侧角扭转式做好准备，同时它也是一个运动的测量参数，可以平衡在扭转三角式和侧角扭转式练习中可能造成的任何错误。

这个部分的体式序列很重要，从这里初级练习者由该课程的基础阶段进入中级阶段。

20. 扭转三角式
（Parivṛtta Trikoṇāsana）

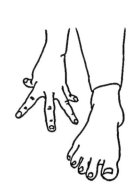

左手在右脚外侧

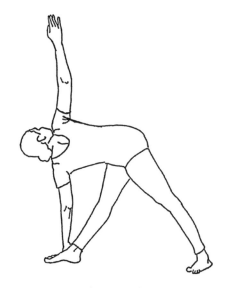

扭转三角式

a. 左手在右脚外侧

○ 跳开进入四肢伸展式。

○ 转动到四肢侧伸展式。

○ 呼气，向右转动整个躯干、骨盆、腹部、胸腔和头部，转动至左手臂伸展过右腿。

○ 呼气，左手指尖放到右脚外侧的地上。

○ 旋转躯干，伸展右手臂向上与肩在同一直线。

○ 吸气，回到四肢侧伸展式，然后回到四肢伸展式。

○ 在左侧重复同样的动作。

学习在完全伸展脊柱肌肉和扩展胸腔的同时保持平衡。

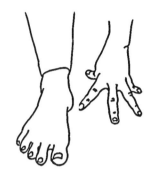

左手在右脚内侧足弓边上

b. 左手在右脚内侧足弓边上
○ 如果上面的方法太难，可换成将左手放在右脚内侧，脚弓旁边。

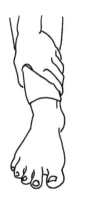

左手在右脚踝上

c. 左手在右脚踝上
○ 如果手放不到地上，还可以将左手放在右脚踝上来替代。

学习感受平衡，转动脊柱保持躯干和双腿的对位。

学习（在方法 b 和 c 中）保持臀部和头部在同一直线，不要使头部偏离腿的平面。可以靠墙来学习这种对位：背靠墙，运用以上的方法，在转动时，将上边的手放到墙上，下边的手则按上面讲到的方法放置。

21. 侧角扭转式

（Parivṛtta Pārśvakoṇāsana）

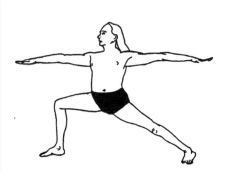

屈右膝 90 度，呈战士 II 式

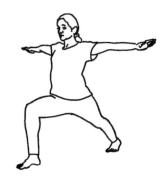

转动整个躯干，呈站立飞机式

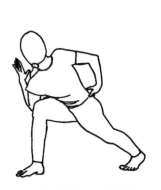

左肘靠住右大腿外侧

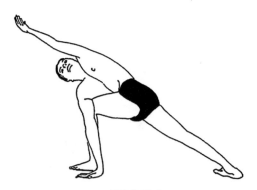

侧角扭转式

○从山式跳开进入四肢伸展式。

○转动到四肢侧伸展式。

○屈右膝 90 度，使大腿如在战士 II 式中一样平行于地板。

○呼气，向右转动整个躯干，骨盆、腹部和胸腔，呈站立飞机式。

○将左侧腹部转到右大腿上方。

○屈左肘抵靠在右大腿外侧，然后将左手指尖放右脚外侧地上。

○右手臂向天花板方向伸直，向上看，然后伸展手臂过头，与耳朵平行。

○返回，收回地上的手，抬起躯干回到站立飞机式，回到四肢侧伸展式，
  再回到四肢伸展式。现在练习另一侧。

说明：你可以练习以下
步骤：

1. 保持手叉腰。

2. 手臂向天花板伸展。

3. 像侧角伸展式中那
样，将手臂带过头。深
呼气和转动应该同步，
呼气时保持腹部柔软。
当尝试右侧时，左侧的
躯干应该可轻松移动，
在练习左侧时，右侧亦
应具备此种移动性。这
种移动应该迅速敏锐且
不失平衡。

　　这组体式通过侧向旋转运动（转动或扭转），建立了脊柱的灵活性。
Parivṛtta 的意思是旋转、转身。

　　基本上，这组体式都能促进脊柱下部区域的血液循环，激活肝脏、
肾脏、脾脏、肠和胰腺。这组体式是糖尿病患者的必练体式。它们能促
进新陈代谢。

22. 门闩式

（Parighāsana）

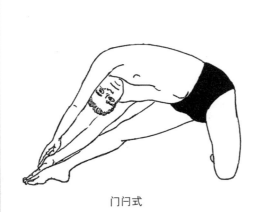

门闩式

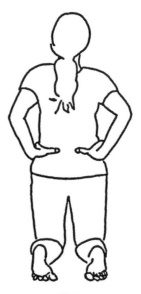

跪立

学会稳固地把小腿、脚踝、跖骨压向垫子。

说明：这个跪立体式是一个必学体式，在今后练习骆驼式（Uṣṭrāsana，参见第十二部分）和一些高级的后弯体式时都需要跪立。

a. 跪立

○跪在垫子上，双手叉腰。

○小腿骨下压垫子，脚和脚趾平放直指向后。

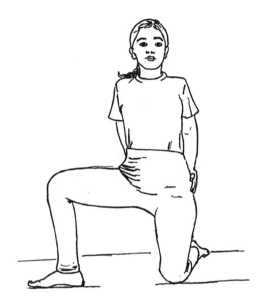

一条腿在侧面（屈膝）

b. 一条腿在侧面（屈膝）

○ 抬起右腿，右脚转到侧面，像在战士 II 式中那样保持屈膝 90 度。

○ 保持膝关节转向外。

○ 现在回到姿势 a，继续练习左侧。

学习在这个姿势中内收臀部并保持躯干伸直。

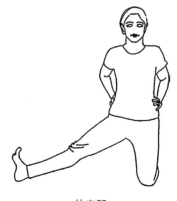

伸直腿

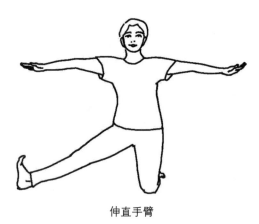

伸直手臂

学习在这个中间姿势中保持屈腿一侧的小腿骨、脚踝和跖骨下压地面，学习在手臂展开时打开胸腔。

c. 伸直腿和手臂

○ 保持臀部左右等高，右腿向右侧伸直，与右髋在同一直线，膝关节收紧。

○ 伸直双臂，与肩同高。

○ 现在回到姿势 a，练习左侧。

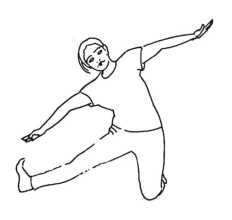

侧展躯干

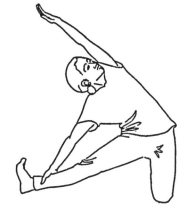

伸展手臂与耳朵平行

d. 侧展躯干

○ 进入姿势 c。

○ 左手叉腰。

○ 呼气，胸腔和腹部面向前，躯干向右腿一侧弯曲。

○ 将右手放到右小腿上。

○ 呼气，伸展左手臂过头，与左耳平行。

○ 保持胸腔前侧延展的同时，尽可能侧向右。

○ 左手臂落于腰侧，提起躯干并返回。

○ 现在练习另一侧。

学习向天花板方向转动躯干，就像在侧角伸展式中那样。向右侧伸展时，学习保持关注左侧的对等拉伸，反之亦然。

功用与注意事项

门闩式是一个辅助体式，它能改善三角伸展式和侧角伸展式的练习。门闩式伸展躯干的两侧。在此特将它介绍给初学者，避免在其他扭转体式（如扭转三角式和侧角扭转式）的转动中可能发生的腹部痉挛。通常在其他扭转体式的转动过程中，浮肋和假肋受到挤压的情况在门闩式中较易避免。

将此体式与巴拉瓦伽 I 式（参见第九部分）和单腿扭转头碰膝式（参见《瑜伽之光》）相对比，在后两个体式中，脊柱和腹部都在避免产生挤压的情况下侧向转动。侧向的脊柱运动能改善扭转三角式和侧角扭转式，它以侧向的倾斜和向下的伸展来拮抗扭转的动作，不让腹部受挤压，同时又保持了侧向的伸展和扭转。骨盆和浮肋之间得到扩展，整个肋腔的侧面也得到扩展，这可以改善呼吸过程。

让我们来看下一组体式。

在这组体式中我们将学习前屈，向前伸展脊柱肌肉。前伸展体式的梵文罗马拼音是 Paśchima Pratana Sthiti。我们必须在练习中创造出背部凹陷，以避免脊柱，尤其是脊柱肌肉和神经被压缩以及肌肉的错误伸展。

除了在加强侧伸展中背部凹陷，手臂和肩部的动作还能改善身体结构。

在每个体式中，我们首先要背部凹陷，然后再放低头部。强调凹背部是为了辅助脊柱伸展和校正脊柱肌肉的位置。

23. 加强侧伸展式

（Pārśvottānāsana）

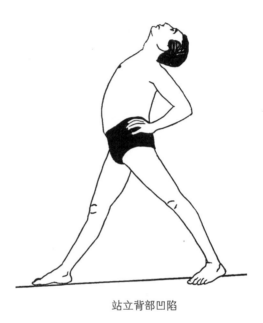

站立背部凹陷

a. 背部凹陷——站立背部凹陷

○ 从山式站立进入四肢伸展式，双腿分开 3~3.5 英尺（约 90~105 厘米）。

○ 双手叉腰。

○ 进入右侧的四肢侧伸展式，双手叉腰，左脚向内转。

○ 双腿稳固伸直，吸气并提起脊柱、腹部、胸腔、胸骨和头部；曲颈向上、
  向后看。

○ 吸气，头部回到中央。

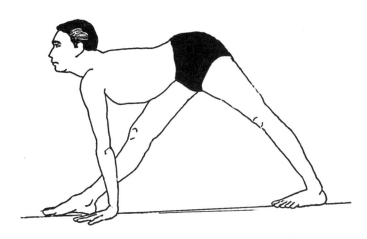

双手分别放在脚两侧

○呼气，向前伸展整个躯干，使之平行于地面。

○从腰间放下双手，双手指尖分别放到右脚两侧的地上。注意两腿要伸直，
　手臂要伸直，骨盆要与地面平行。

○抬起头，背部凹陷并向上看。

○吸气并返回。

○重复同样的动作练习左侧。

说明：如果手够不到
地，就把砖放在腿的两
侧，手掌置于砖上。

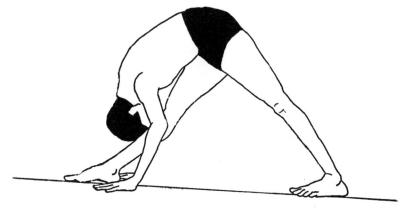

低头

学习这些分解步骤，左右各尝试一次。

1. 双手叉腰，侧向转动躯干，头向后；

2. 手放下，背部凹陷；

3. 低头。学习连续在右侧和左侧做这些动作。

b. 低头

○ 按照方法 a 中对右侧的指导来练习。

○ 现在，呼气，躯干向下，使腹部靠向右大腿。

○ 头部放在小腿胫骨上。

○ 吸气，抬起头部和躯干回到四肢伸展式，双手叉腰。

○ 练习另一侧。

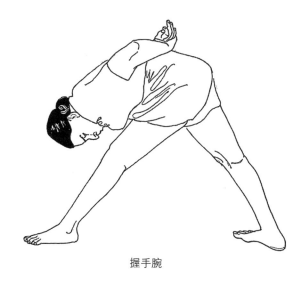

握手腕

c. 握手腕加强侧伸展式

　　在身后握住手腕，低头。按照下面这些步骤，练习反转祈祷式：

○ 左手在背后抓住右手腕，运用上述方法练习。

○ 现在右手抓住左手腕，重复上面的练习。

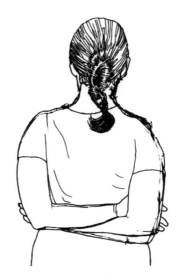

手交叉抱肘

d. 手交叉抱肘加强侧伸展式（Baddha Hasta Pārśvottānāsana）
——双臂交叉

○ 在背后弯曲左手臂，左手抓住右手上臂或肘关节，弯曲右臂，右手抓住
　左手上臂或肘关节。

○ 按照我们已经讲过的要点练习接下来的步骤。

○ 然后交换，右手抓住左侧上臂或肘关节，左手抓住右手上臂或肘关节完
　成接下来的练习步骤。

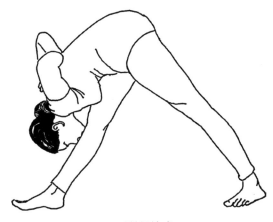

反转祈祷式

e. 反转祈祷式（Paśchima Namaskāra）——低头

○ 从山式站立进入反转祈祷式（参见第一部分）。

○ 双腿跳开 3~3.5 英尺（约 90~105 厘米）。

○ 右脚向右转动 90 度。

○ 上提躯干、腹部和胸腔，抬头向上看。

○ 头部回正。

○ 呼气，向右大腿方向伸展躯干和胸腔，头放到小腿胫骨上。

○ 吸气，抬起躯干返回，双脚转向正中，现在练习左侧，然后回到山式站立。

　　加强侧伸展式中的这些动作维持以下部位关节的灵活性——颈部、手臂、肩部、手腕、腋窝、脚踝、脚趾、膝关节、骨盆、大腿和脊柱。每一个关节参与并被运用到练习中。加强侧伸展式是一个"动作密集型"体式。它还能平静大脑，舒缓神经系统，从而使头脑从紧张中得到释放。

带着内在的专注力去练习体式，学习发展洞察力。虽然动作不同，但要有一种专注力贯穿其间。

说明：以上所有的手臂动作对于受到关节炎、风湿痛等困扰的学生来说尤为重要。

24. 双角式
（Prasārita Pādottānāsana）

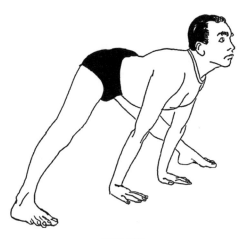

背部凹陷

学习分开双腿，但不要让双脚滑开。学习下压双脚外侧边缘，就像踩刹车一样。运用双腿和双臂的动作协调来背部凹陷。

a. 背部凹陷
○ 山式站立，双手叉腰。

○ 吸气，双腿跳开 4 英尺（约 120 厘米）。

○ 呼气，从髋部开始向前伸展躯干，拉伸脊柱。

○ 放下双手，指尖着地，双手分开与肩同宽，与腿对位。

○ 吸气，进一步伸展脊柱。

○ 提起胸腔和胸骨、延展颈部，抬头向上看。

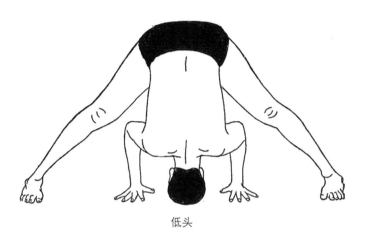

低头

b. 低头

○ 保持胸腔打开，呼气，屈双肘，头顶接触地面。

○ 双手与双脚在同一直线。

○ 返回，首先抬头，向上看，然后抬起胸腔并从腰部返回。

○ 跳回，双脚并拢。

学习这个体式的两个分解步骤。目光注视着你将要把头顶放于其上的那块地面区域。

说明：如果下弯到保持双手、头部和双脚在同一直线有困难，那就把手向前一点，保持头和手在同一直线。

　　第一个阶段强调了背部凹陷。背部凹陷使得脊柱得到更多伸展。在头部放下之前练习的背部凹陷伸展对背部问题非常有益。双角式尤其有益于生理期和孕期的女性。头部得到支撑能使人恢复精力。

25. 加强前屈伸展式
（Uttānāsana）

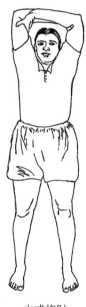

山式抱肘

学习紧握双肘时延展躯
干两侧。

a. 山式抱肘（Baddha Hasta Tāḍāsana）

○ 山式站立，双脚迈开 1~1.5 英尺（约 30~45 厘米）。

○ 双脚平行并指向前，双腿伸直，膝关节伸直。

○ 互抱肘部，先用右手抓住左肘，然后用左手抓右肘，吸气并把重叠的
  肘部伸展过头顶，与耳朵在同一直线，提起并向上拉伸整个身体。

○ 松开手臂向下，交换抱肘的方向。

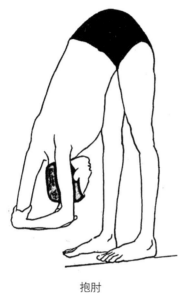

抱肘

b. 抱肘加强前屈伸展式（Baddha Hasta Uttānāsana）

○ 进入山式抱肘。

○ 呼气，伸展躯干向前向下。

○ 保持双腿伸直，躯干、手臂和肘关节向地面方向伸展。

○ 吸气，提起躯干，返回并松开手臂，双脚迈拢。

○ 现在交换双手的抱肘方向，重复练习。

学习向下伸展躯干，从臀部和胸腔两侧放松身体向下。不要缩紧横膈膜。

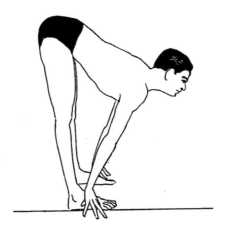
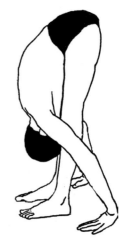

双腿分开，手臂放下，背部凹陷　　　　　双腿分开，手臂放下，低头

c. 加强前屈伸展式（Uttānāsana）——双腿分开，手臂放下

　　i. 背部凹陷

用这样的方式学习背部凹陷：将脊柱肌肉向躯干两侧展开并内收肌肉。

○ 山式站立，双脚迈开 1~1.5 英尺（约 30~45 厘米）。

○ 呼气，伸展躯干向前向下，手指尖落地与脚踝骨平行。

○ 保持手臂和双腿伸直，吸气并背部凹陷，抬头向上看。

　　ii. 低头

说明：还可以手抓脚踝，通过延展躯干向下来伸展脊柱。

○ 呼气，放下躯干，屈肘向两侧。

○ 延展颈部，头靠近小腿。

○ 吸气，伸直手臂，背部凹陷，回到山式站立。

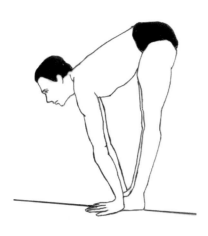

双脚并拢

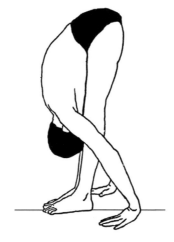

双脚并拢，低头

d. 加强前屈伸展式——双脚并拢

i. 背部凹陷

○山式站立。

○呼气，伸展脊柱向前，延展腰部。

○双手指尖落地，置于肩下地面上。

○保持肘部伸直。

○吸气,抬起胸腔和头部，背部凹陷，
  向上看。

ii. 低头

○呼气，屈肘，低头向下，躯干靠
  向大腿，保持腰部拉长。

○吸气，抬起胸腔，背部凹陷。

○回到山式站立。

学习伴随着呼气伸展脊
柱向下。

26. 手抓脚趾伸展式

（Pādāṅguṣṭhāsana）

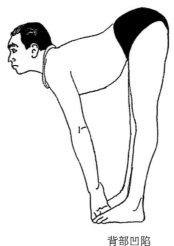

背部凹陷

a. 背部凹陷

○从山式站立分开双脚1英尺（约30厘米）。

○保持双脚姿势，进入加强前屈伸展式。

○用双手的大拇指、食指和中指分别抓住双脚大脚趾。

○保持手臂伸直。

○吸气，通过延展脊柱来背部凹陷，抬起胸腔，延展颈部并向上看。

学习展开腋窝和腹股沟的空间，以使下垂的腹部器官上提并靠向脊柱。

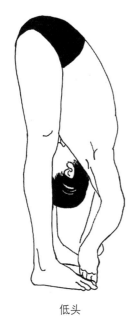

低头

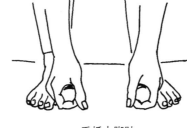

手抓大脚趾

b. 低头

○ 呼气，屈肘向外，头和躯干放下，头靠向小腿。

○ 吸气，背部凹陷，手松开脚趾，回到站立山式。

学习在抓脚趾时更进一步前屈。

27. 下犬式

（Adho Mukha Śvānāsana）

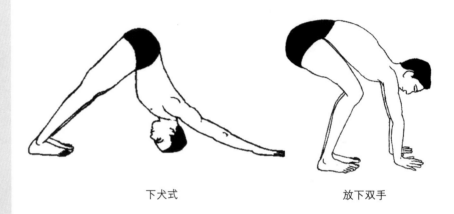

下犬式   放下双手

○ 从加强前屈伸展式进入，双掌贴地。

○ 双腿分别迈向后，手脚之间的距离为 3~4 英尺（约 91~122 厘米）。

○ 双手分开与肩同宽。

○ 双脚分别与同侧手掌在同一直线。

○ 张开手掌，分开十指，均衡地下压双手。

○ 呼气，伸展手臂，保持肘部伸直，向髋部方向延展脊柱。

○ 保持双腿伸直，伸展膝关节后侧，提起大腿向上并向后推，提起髋部创
  建出空间，使躯干能够去向大腿方向靠近。

○ 拉伸小腿肌肉，脚跟落地。

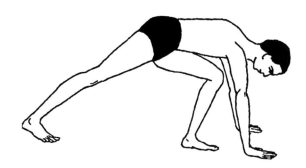

双腿依次向后迈

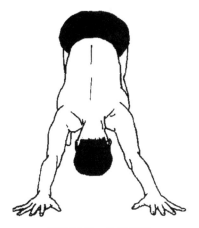

张开手掌，手指分开

学习按从双手到臀部、从脚跟到臀部的方式去伸展身体。

说明：如果脚跟滑不稳定，就把脚跟后侧靠墙，如果手滑，就将大拇指和食指靠墙。手掌保持略微外转。

功用与注意事项

前伸展总是要伴随着背部凹陷来练习。总是会有人问：“为什么前弯时背痛？”“为什么医生说要避免前伸展？”背痛的首要原因是我们没把背部凹陷动作做正确。只是弯后背而没有形成背部凹曲是很危险的。首先，我们要延展脊柱，创建出脊椎骨之间的空间。这种方式没有对脊柱产生挤压，因而避免了损伤。

这一组站立体式使脊柱向前伸展。它们能缓解由其他站立体式所导致的疲劳。在这组的所有体式中，脊柱都位于心脏之上。在这些面朝下的体式中，心脏受到地心引力的作用，却处于休息的位置。我们在直立时，心脏是受力的。在这个直立的姿势下，心室受到的压力会增加，体积还会变大。当心脏位于倒立的位置，如在练习下犬式时，心室受到的压力就减少了。

寺庙里的圣像被安放在称为“peetha（升起的台子）”的供奉台上。这些体式也为心脏搭建了供奉台，在所有这些体式中心脏的紧张都得到缓解。我们从身心的疲劳中得到恢复。紧绷的心脏得到放松，舒缓了透不过气的感觉。身体劳累、疲倦时，我们需要这些体式。练习时还可以将头部放在凳子、椅子、靠枕上，或者用绳子来支撑。

这些体式能调节神经系统，促进大脑的血液循环，同时阻止血液突然涌向大脑。因此，我们会感觉到头脑的冷静。高血压、心悸、抑郁以及情绪波动的人练习后，会获得很大缓解。

当你感觉作呕、头晕、眼前发黑时，马上转换到这些体式练习。这些体式能按摩腹部器官，促进消化并使排便更顺畅，由于促进了肠蠕动，便秘的人会从中获得很大改善。这些体式还可以调整肝脏和脾脏，因此练习这些体式后会感觉身轻如燕。

加强侧伸展的各种变式解除骨盆、双腿、髋部、颈部、手腕、肩部和肘部的僵紧。

这组体式为支撑头倒立奠定了良好的基础。练习它们可以让我们获得支撑头倒立的那种感觉。我们以此开始认识倒立的姿势，并体验倒立的视野。这组体式减缓了对倒立体式的恐惧，从生理上和心理上使我们做好练习倒立的准备，对那些易在练习倒立体式之初迷失方向的初学者来说，这组体式尤为重要。

这组体式有助于促进坐立前伸展体式的练习。

在此我们结束站立体式的讲解。

第二章

坐立体式

(Upaviṣṭha Sthiti)

现在我们进入坐立体式。体式中的坐姿，梵文的罗马拼音称为 Upaviṣṭha Sthiti。

　　现今人们都习惯坐椅子，因此一般人们都会觉得蹲着或坐到地上有些困难。当膝关节、脚踝、髋关节或者脊柱开始出毛病时，是时候该学着坐地上了。

　　从这些坐姿中，我们将学习双腿的各种正确放法，以使双腿变得灵活柔韧。

第七部分

28. 手杖式
（Daṇḍāsana）

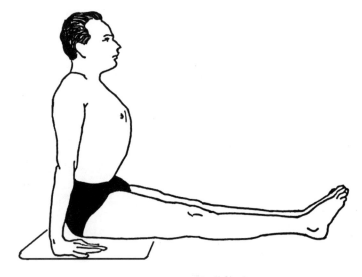

手杖式

○ 在地上铺上一块垫子。

○ 在垫子上坐直，双腿向前伸直。

○ 大腿并拢，双脚并拢，脚趾指向天花板方向。

○ 准确地坐在坐骨上，将身体重量均衡地分配在左右臀部。

○ 膝关节后侧下压地面。

○ 双手分别放在髋部两侧，双臂伸直，向后转动肩部骨骼。

○ 提升脊柱、腹部和躯干。

○ 向头的方向提起胸骨。

○ 颈部和头部正直，眼睛平视前方。

学习提起脊柱向上，同时将骶骨和背部推向身体内部。保持背部凹陷，运用双手的动作激活脊柱。学习调整坐骨。

29. 手杖式手臂上举

（Ūrdhva Hasta Daṇḍāsana）

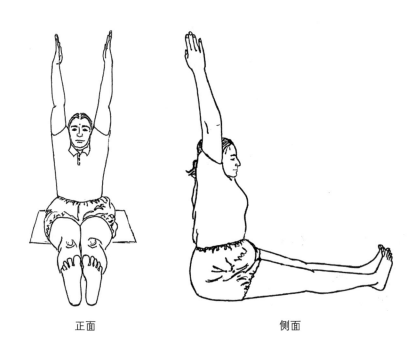

正面　　　　　　　侧面

学习在保持骶骨内收的同时上举手臂。学习打开横膈膜并内收肾部区域而不收紧胸部肌肉。

○ 如上所述以手杖式坐立。

○ 吸气，双臂上举，使大臂与耳朵平行。

○ 伸直肘部，张开手掌，掌心相对，手指伸直向上。

30. 手杖式手抓大脚趾
（Pādāṅguṣṭha Daṇḍāsana）

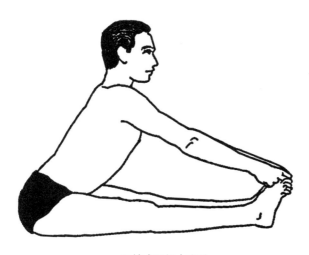

手杖式手抓大脚趾

○呼气，双臂向前伸展，双手大拇指、食指和中指分别抓住双脚大脚趾。

○保持肘部伸直。

○背部凹陷，将背脊内收入身体，提起胸骨，保持锁骨扩展开，伸展颈部，
  头向上、向后看。

○松开双手回到手杖式。

学习背部凹陷，先把双腿后方压在地上，然后上提躯干。

说明：在所有的前伸展体式中，中间步骤都极为必要。在前屈之前，我们必须要先背部凹陷。前伸展必须配合着背部凹陷和脊柱伸展来共同完成。稍后，我们会在这本书中把这个中间步骤称为 Ūrdhva Mukha，即"面朝上"之意，这样命名是出于方便，使人一目了然。

31. 束角式

（Baddha Koṇāsana）

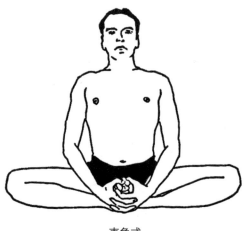

束角式

○ 手杖式坐立。

○ 依次屈腿，两腿屈膝向外张开，脚跟靠向会阴，双脚脚掌相对。加以练习之后，双腿将能同时弯曲。

○ 脚跟尽可能靠近会阴。

○ 扩展双膝，使其远离髋部并向地面下沉。

○ 十指交扣环抱双脚。

○ 坐直，脊柱竖直向上，提起胸腔，转动肩胛骨向后。

○ 在这个体式中保持一会儿，观察双腿的展开和躯干的上提。

○ 松开双手，伸展双腿向前，回到手杖式。

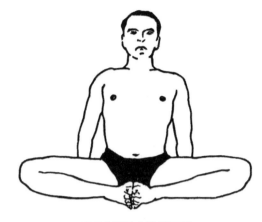

双手分别放在臀部两侧

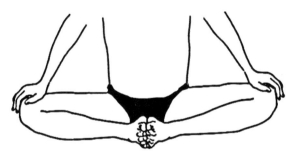

双手放在大腿上，靠近膝关节

学习打开腹股沟并放松髋关节。

说明：如果腹股沟僵紧，双手放在髋部两侧并下压地面来帮助打开腹股沟。或者将手掌放在大腿上，靠近膝关节，向地面下压双腿。

32. 坐角式

（Upaviṣṭha Koṇāsana）

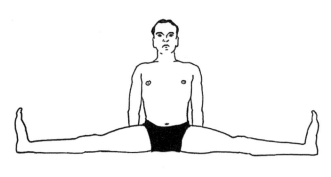

坐角式

学习分开双腿并保持大腿、小腿和脚跟的后侧中央贴地。

说明：分开双腿时，为了避免髋关节被"卡住"，注意要正好坐在坐骨上。

○ 手杖式坐立，依次向两侧伸出双腿，扩展开双腿之间的距离。练习有进步后便可以同时分开双腿。

○ 使大腿中央、膝关节中央和脚中线正对天花板。

○ 保持大腿后侧、膝关节和小腿肌肉下压。

○ 双手分别放在髋部两侧。

○ 提起脊柱和胸腔，肩胛骨向背部内收。

33. 手抓脚趾坐角式

（Pādāṅguṣṭha Upaviṣṭha Koṇāsana）—— 凹曲背部

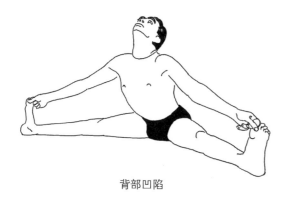

背部凹陷

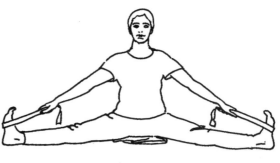

双脚分别套上伸展带

○ 进入坐角式。

○ 呼气，前屈，双手的拇指和食指分别抓住双脚大脚趾。

○ 向地面下压大腿并伸展内侧脚跟。

○ 提起躯干两侧向上。

○ 向肩胛骨之间的身体内部内收背脊，进一步提起胸腔，吸气，提起胸骨
并向上看。

○ 呼气，松开双手，坐直并回到手杖式。

学习提起并凹曲脊柱。

说明：手够不到脚的人
可以把伸展带分别套在
双脚上，用这种变式来
辅助练习。

34. 简易坐

（Svastikāsana）

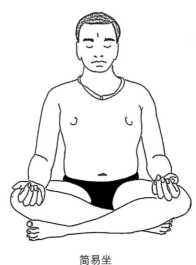

简易坐

学习交叉和松开双腿，交换它们的姿势。人们经常会混淆双腿交叉的先后次序。

说明：这是练习调息法（Prāṇāyāma）的基础体式。

○ 手杖式坐立，屈右膝，右脚置于左大腿下方。

○ 接着屈左膝，左脚置于右大腿下方。

○ 这是一个简单的腿部交叉姿势，小腿骨的交叉处与身体中央在同一直线，左右脚分别放在相对的大腿下方。

○ 坐直，提起躯干，提起胸腔，头放正。

○ 现在，松开双腿，回到手杖式，交换双腿的交叉方向，左脚在右大腿下，右脚在左大腿下。

○ 松开双腿，回到手杖式。

35. 简易坐山式

(Parvatāsana in Svastikāsana)

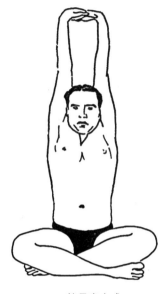

简易坐山式

○ 简易坐。

○ 十指交叉（参见第一部分），转动手掌向外，双臂伸直并举过头顶，上
  臂与耳朵平行。

○ 保持手肘锁住，拉伸手臂向上，向天花板方向。

○ 手臂放下，交换十指的交叉方向，双臂向上，重复练习。

○ 交换双腿的交叉方向，重复十指的两种交叉方式进行练习。

○ 松开手臂，松开双腿，回到手杖式。

学习在双腿交叉时提起
躯干。

说明：交换双腿的交叉
方向，首先屈右腿，左
腿放在右腿下。之后屈
左腿，右腿放左腿下。

36. 英雄式

（Vīrāsana）

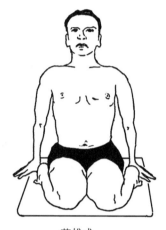
英雄式

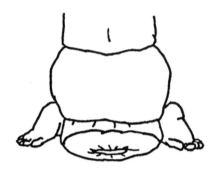
坐在辅助的枕垫上

学习提起骶骨和脊柱的尾骨区域，通常这里会比较僵硬。

说明：很多人由于腿上的关节问题，会感觉完成英雄式比较困难。因此，有很多用毯子、枕头、垫枕等的坐法来辅助练习。

○ 跪在垫子上，双腿平行，双膝并拢。

○ 小腿骨分开，脚趾直指向后。

○ 放下臀部坐在两脚之间（如果臀部不能接触地面，坐在一张毯子上）。

○ 躯干正直向上，胸腔提起，头放正。

○ 伸出双臂向前，双手掌放在双膝上。

37. 英雄坐山式

（Parvatāsana in Vīrāsana）

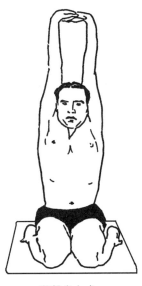

英雄坐山式

○英雄式坐立——参见上面的练习。

○十指在身前交叉并转动手，使手心面向前远离身体（参见第一部分）。

○肘伸直，手臂伸展过头顶，上臂与耳朵平行。掌心朝向天花板。

○放下手臂，交换十指的交叉方向，重复练习。

○松开双腿，回到手杖式。

学习展开腋窝和胸腔（相连接的区域），内收肩胛骨，但不要过度凹曲腰部。

说明：如果交叉手指导致胸腔收窄，就像手臂上举式中那样保持双手。

38. 牛面式

（Gomukhāsana）

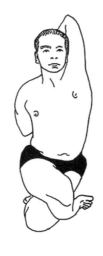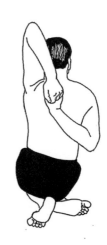

牛面式

学习正确地让双腿交叉紧贴，让双腿紧密交叠。

说明：1. 需要记住的提示：如果左腿在下面，左手臂就在上面；右腿在下，右手臂就在上。

2. 这个坐姿的简单变式是把大腿彼此交叠，一侧的膝关节在另一侧的膝关节上面，双脚分别在臀部两侧。

○ 手杖式坐立，抬起臀部，屈左膝，左脚放到右臀下，脚趾指向后，坐在左脚上。

○ 屈右膝，右大腿放到左大腿上，脚向后放在左脚旁，脚趾指向后。

○ 躯干竖直。

○ 右手臂向后，屈肘，手放在肩胛骨之间。

○ 左手臂举过头顶，屈肘将左手放颈后，扣住右手。

○ 保持头和颈部正直。

○ 松开手臂，松开腿，再次坐回到手杖式。现在以右腿先进入、右手臂在上面的方式进行练习。

功用与注意事项

了解了站立的艺术之后，我们学习坐的艺术。手杖式是坐立体式的基本姿势，正如站立山式是站立体式的基础。在手杖中，双腿不承受任何重量，所以我们要学会用正确的方式伸展双腿，这对膝关节和脚踝有问题的人会有帮助。当双腿向前伸直时，我们就有机会去观察双膝，我们可以清晰地看到哪一侧膝关节内陷、哪一侧突出、哪侧转向外、哪侧转向内。关注所有的这些不足之处，从中学习调整整条腿的对位。

在手杖式中，我们还要学习如何提起脊柱两侧。手杖式为脊柱两侧带来对称的伸展，保持了对位。它通过一个准确的支点来保持脊柱的稳固和挺直，这样我们就能精准地坐立于坐骨上。它使我们觉知到脊柱的不同区域——如脊柱的尾骨、骶骨、腰、胸和颈部的塌陷。当我们能够如此坐着时，我们的注意力才不会被脊柱上产生的塌陷所分散。圣者帕坦伽利和克里希那不允许我们在冥想中塌陷着躯干而坐。克里希那在《薄伽梵歌》中说：

"使身体、头部和颈部正直，保持稳定不可动摇。"（Samam Kayasirogrivam dharayannachalam sthirah）

因此，对于瑜伽练习者来说，关键是要去了解自己的不足之处并去纠正它们。我们一般坐在臀部的肌肉上，把身体重压在肌肉上。在手杖式中，我们从内部找到臀部的骨骼，细致调整身体使之于此处居中。脊柱的姿势从这个基础上被建立起来。接下来在体式中，身体要做的工作就是居中。

通过正确放置脚踝、小腿和大腿，同时展开双脚的脚底，在地上平放小腿骨和大腿骨，收紧膝关节来获得双腿的对位。

在英雄式、束角式、牛面式和简易坐中，膝关节屈向不同的方向来锻炼韧带。在走路和站立时，身体的重量持续不断地由膝关节来承担，这加快了膝关节的磨损。即使是坐在椅子上，虽然重量不在双腿上，但是血液循环也受到限制，重力的下拉也导致膝关节下沉和塌陷。这些体式不仅能保持关节的灵活，还可以清除关节内堆积下来的乳酸，去除关节压力。

英雄式、坐角式和束角式作用于膝关节，它们就像是治疗痛风、风湿痛、平足和跟骨骨刺和静脉曲张等问题的止痛药。这些体式中膝关节的各种运动能给腿部带来柔韧性并缓解疾患。腿部痉挛在中年人中很常见，牛面式和英雄式的练习则是一剂良药。束角式对于泌尿系统失调、肾脏感染、前列腺肿大，睾丸问题和坐骨神经痛很有益。束角式和坐角式能保持骨盆区域的健康，纠正生理期的不规律和过度出血并刺激卵巢功能。所有这些体式，除了牛面式，其他的都适合孕期练习，使孕期健康并容易分娩。有呕吐、反胃、饱胀症状的人（尤其是在饭后出现这些症状的），餐后立即进行这些练习大有益处。

坐山式和牛面式的手臂动作不仅润滑手臂和肩部的关节，还锻炼胸部肌肉。因此，受哮喘、关节炎和风湿病困扰的人，要加强这些手臂练习。通过坐山式，我们学习通过提起脊柱来抵抗重力，这将延缓脊柱的衰老，伸展胸腔和骨盆区域。坐山式可以在大多数坐立体式中进行练习。

英雄式、束角式和简易坐有助于调息法的练习。所有这些坐姿可以平衡站立体式中耗费的体力。

在坐立体式之后，让我们转换到脊柱的前伸展体式。

第三章

前伸展体式

(Paśchima Pratāna Sthiti)

学会了正确的坐姿和膝关节的不同动作之后，练习前伸展就变得容易多了。手杖式是坐立体式和前伸展的基本姿势。在这个大纲里，前伸展体式都以手杖式开始和结束。双腿和膝关节在不同体式中的动作使脊柱肌肉伸展向前，产生一种自然的拉力。每一个前伸展体式练习都要通过脊柱和温和地转动腹部肌肉来完成。在前伸展练习中，腹部要伸展开，不要受挤压。为了均衡地伸展脊柱，我们从加强背部伸展式进入前伸展练习。

39. 加强背部伸展式
（Paśchimottānāsana）

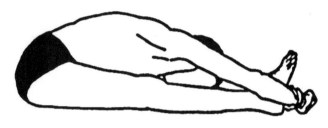

加强背部伸展式

○ 按照手杖式、手杖式手臂上举和手杖式手抓大脚趾的指导进入练习（参见第七部分，练习第 28、29、30 式）。

○ 提起胸腔，背部凹陷（和手杖式相同）。

○ 呼气，伸展躯干向前，向两侧屈肘来更进一步伸展躯干两侧。

○ 下巴靠向小腿胫骨。

○ 保持该姿势。

○ 接着，胸腔上提，回到手杖式手抓大脚趾，然后回到手杖式。

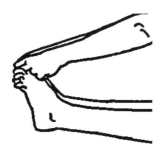

手抓大脚趾

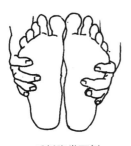

手抓脚掌两侧

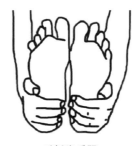

手抓脚后跟

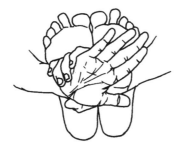

握手指绕脚

在所有这些前伸展体式中学习保持颈部肌肉柔软、头部被动。通过伸展躯干两侧来进一步屈曲向前,不要含胸。

说明:首先抓住大脚趾,然后抓住脚掌侧面,接着抓脚后跟。之后,手指环绕双脚,然后是反转相握的手掌。

学习把身体重量均衡地分配到左右臀部，不论双腿的姿势如何。

说明：1. 为了达到任何一个体式的最终姿势，我们要从这个体式的起始阶段开始。例如，单腿头碰膝式和巴拉瓦伽式是从一个基本特定的坐姿（手杖式）开始进入的；骆驼式从膝关节跪立开始；支撑头倒立则是从手部的定位开始，等等。这些起始阶段统称为"Sthiti（最初的）"。
2. 为了明确区分这些前伸展体式的各个阶段，我们把起始的坐立阶段称为"Utthita（伸展）"中间阶段称为"Ūrdhva Mukha（面朝上的）"。

40. 单腿头碰膝式
（Jānu Śīrṣāsana）

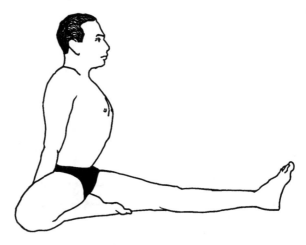

伸展单腿头碰膝

a. 伸展单腿头碰膝（Utthita Jānu Śīrṣāsana）
○ 从手杖式进入，屈右膝，张开右膝向右。
○ 放置右脚，让右脚大脚趾挨着左大腿内侧。
○ 保持左腿伸直，脚趾指向天花板。

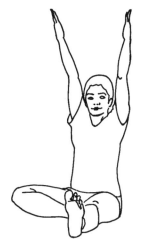
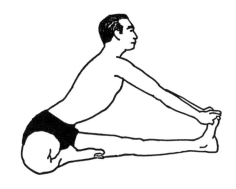

手臂上举单腿头碰膝　　　　　脸朝上单腿头碰膝——背部凹陷

b. 手臂上举单腿头碰膝（Ūrdhva Hasta Jānu Śīrṣāsana）
○ 吸气，伸展双臂向上，与耳朵在同一直线，肩胛骨内收。
○ 保持骨盆两侧在同一直线。

学习均衡地伸展躯干两
侧。用加倍的力量上提
屈腿一侧的躯干。

c. 脸朝上单腿头碰膝——背部凹陷
（Ūrdhva Mukha Jānu Śīrṣāsana concave back）
○ 呼气，伸展躯干两侧向前，双手抓住左脚大脚趾（深入练习后你可以越
　过伸展的脚用一只手握住另一只手的手腕）。
○ 抬头并提起脊柱，背部凹陷。

学习通过背部凹陷来扩
展腰部。

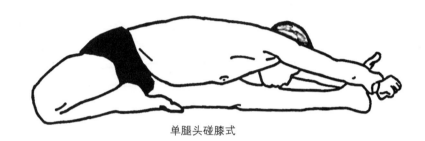

单腿头碰膝式

学习背部凹陷并且在前屈时仍保持背部凹陷伸展而且不拱背。

说明：头部落在伸展腿一侧时，需要更多地去拉伸屈腿一侧的躯干。

d. 单腿头碰膝式

（Jānu Śīrṣāsana）

○ 接着上面的步骤，呼气，肘部向两侧拓宽，进一步向前伸展躯干。

○ 前额落在左小腿胫骨上。

○ 吸气，松开双手，抬起胸腔，回到伸展单腿头碰膝，坐立，松开右腿，手杖式坐立。

○ 现在在另一侧重复练习。

41. 半英雄面碰膝加强背部伸展式

（Triaṅga Mukhaikapāda Paśchimottānāsana）

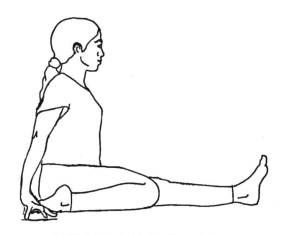

伸展半英雄面碰膝加强背部伸展式

a. 伸展半英雄面碰膝加强背部伸展式

（Utthita Triaṅga Mukhaikapāda Paśchimottānāsana）

○ 从手杖式进入，屈右腿，右脚放在右臀旁，脚掌向上——这和英雄式中
  一侧大腿、小腿和脚的姿势一样（不要坐在脚上）。

○ 确保两侧的大腿彼此平行。

○ 保持左腿贴着地面伸直。

○ 双手分别放置在髋部两侧。

学习尽量坐在屈腿一
侧，克服身体向伸展腿
一侧倾斜的惯性。

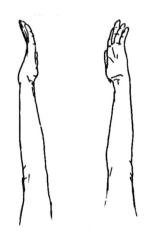

手臂上举

b. 手臂上举半英雄面碰膝加强背部伸展式

（Ūrdhva Hasta Trianga Mukhaikapāda Paśchimottānāsana）

○吸气，伸展手臂向上指向天花板。

c. 脸朝上半英雄面碰膝加强背部伸展式——背部凹陷

（Ūrdhva Mukha Trianga Mukhaikapāda Paśchimottānāsana concave back）

○呼气，伸展躯干向前，用双手抓住左脚或者越过脚用一只手握住另一只手的手腕。

○吸气，抬起胸腔两侧向上，延展腰侧并向上看。

学习均衡身体两侧。

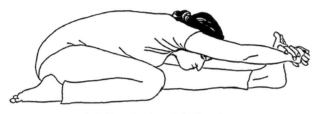

半英雄面碰膝加强背部伸展式

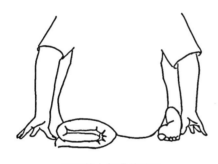

臀下垫上折叠的毯子

d. 半英雄面碰膝加强背部伸展式

（Trianga Mukhaikapāda Paśchimottānāsana）

○ 呼气，伸展躯干向前，把腹部、胸腔和下巴沿着左腿落下。

○ 吸气，抬起头和胸腔，返回。

○ 松开右腿，坐回到手杖式。

○ 现在在另一侧重复练习。

学习保持躯干居中，避免其倾斜向一侧。

说明：如果臀部倾向一侧，就把一块折叠的毯子放在伸展腿的臀下，使它和屈腿的臀部等高。

42. 圣哲玛里奇 I 式

（Marīchyāsana I）

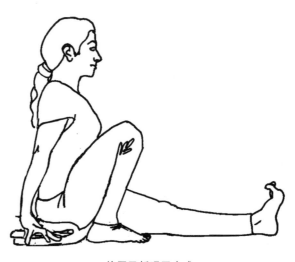

伸展圣哲玛里奇式

学习均衡地向左右水平
扩展脊柱两侧的肌肉。

说明：这个体式的名字
与站立和扭转圣哲玛里
奇式相同。

a. 伸展圣哲玛里奇式
（Utthita Marīchyāsana）

○ 进入手杖式，屈右膝，膝关节朝向天花板方向，右脚跟与右臀在同一直
  线，脚趾指向前。

○ 保持手杖式中的手臂姿势。

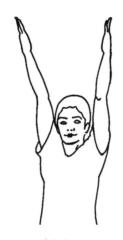

手臂上举

b. 手臂上举圣哲玛里奇式
（Ūrdhva Hasta Marīchyāsana）
○ 吸气，伸展手臂正直指向天花板。

c. 脸朝上圣哲玛里奇式
（Ūrdhva Mukha Marīchyāsana）
○ 呼气，沿着右大腿内侧将躯干伸展向前。
○ 右大腿内侧和右侧躯干的侧面应该彼此接触。
○ 用双手抓住左脚。
○ 吸气，抬头向上，背部凹陷。

学习保持屈腿的腹股沟沉向下。

学习均衡地伸展躯干两侧。

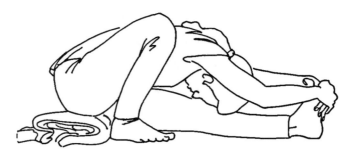

脸朝下圣哲玛里奇式

d. 脸朝下圣哲玛里奇式

（Adho Mukha Marīchyāsana）

○呼气，伸展腹部到左大腿上方，头靠向小腿，前额落在胫骨上。

○确保右膝不要向外撇。

○吸气，松开左脚，提起胸腔，返回。

○现在按照步骤 a、b 和 c 在另一侧重复练习。

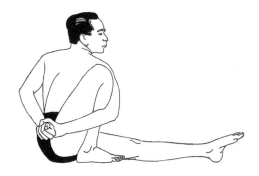

手在背后相握

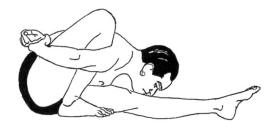

圣哲玛里奇 I 式

e. 圣哲玛里奇 I 式

（Marīchyāsana I）

这是经典体式。

○ 按照上面的步骤练习。

○ 右手臂环绕右小腿和右大腿到背后，来替代方法 d 中抓左脚的动作。

○ 肩部略向左转，左手臂绕向后，右手握住左手。

○ 转动整个躯干面向前。

○ 呼气，背部凹陷，下巴靠向左小腿胫骨，前额落下放松。

○ 在另一侧重复练习。

学习在屈曲向前时紧密地握住环绕着的手臂。不要松开相握的手，也不要将屈着的腿倾斜向外。

43. 坐角式

（Upaviṣṭha Koṇāsana）

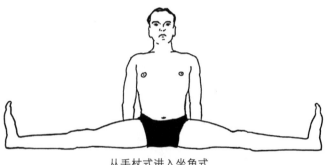

从手杖式进入坐角式

a. 坐角式

（Upaviṣṭha Koṇāsana）

○从手杖式进入坐角式。

b. 手臂上举坐角式

（Ūrdhva Hasta Upaviṣṭha Koṇāsana）

○保持双腿伸展，提起脊柱，双臂举过头顶，上臂与耳朵平行。

学习如何准确地从坐骨
进入动作。

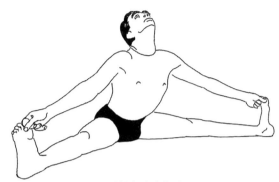

手抓脚趾坐角式

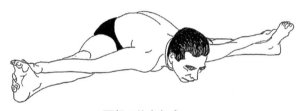

面朝下的坐角式

c. 手抓脚趾坐角式

（Pādānguṣṭha Upaviṣṭha Koṇāsana）

○ 参见第 93 页手抓脚趾坐角式。

d. 面朝下的坐角式

（Adho Mukha Upaviṣṭha Koṇāsana）

○ 呼气，延展躯干，头放下。

○ 吸气，抬起头，胸腔和躯干返回，双腿并拢回到手杖式。

说明：通过练习，双脚打开的距离将会增加。如果抓着脚趾前屈有困难，那就伸展手臂向前下压身体。

功用与注意事项

膝关节屈曲的不同姿势可以分开练习，以使膝关节变得柔韧和润滑。

当坐姿练习使膝关节变得足够灵活之后，就可以练习脊柱向前的伸展了。前伸展可以通过加强练习加强侧伸展式、加强前屈伸展式、双角式、手抓脚趾伸展式和下犬式来提高，还可以通过交替练习一个前伸展体式和加强背部伸展式来提高。

伸展、手臂伸展向上和脸朝上，这些所有前伸展体式中的不同阶段都可以分开来练习，这样就可以分析并协调体式中动作的进行过程。这些阶段帮助练习者感知身体的两侧，体会哪一侧更活跃，哪一侧比较迟钝；哪一侧比较僵紧，哪一侧更加柔韧；哪一侧的肌肉缩短和收缩，哪一侧的肌肉拉长和伸展。我们要培养敏感度和智性来进行这些比较。

基本上这些前伸展体式都把大脑和心脏带入休息状态。它们通过舒缓神经和平静头脑，停止内在的搅扰。这些体式舒缓大脑，产生一种冷静的感觉，同时它们还刺激消化系统，强化腹部器官并抑制这些器官的惰性。有胃酸、胃肠胀气、呕吐和任何消化问题的人，需规律地练习这些体式。每个前伸展体式的最终姿势都有利于改善这些状况。

背部凹陷的动作，拉伸脊柱，消除迟钝。前屈时感到背部疼痛的人，在这个动作中也会得到缓解。所有这些背部凹陷的动作都能缓解生理期间的痉挛、下腹部疼痛和出血过多现象。

这些前伸展体式促进骨盆区域的血液循环，有利于肾上腺、生殖腺和卵巢功能的健康运转。

女性可以在生理期间练习所有这些体式来避免月经问题并使月经规律。

高血压、过度紧张、焦虑、脾气暴躁、焦躁不安、失眠、头痛、偏头痛、近视、青光眼、贫血、疲乏、虚弱和低热患者，能从练习这些体式的最终体式中受益。

为了达到预期效果，我们需要采纳以下方法：在所有这些体式中，如果手指或者手掌不能够到脚，就把瑜伽伸展带套在脚上；如果头够不到腿，就在腿上放一块折叠的毯子或者一个抱枕（枕头），然后把头或者前额放到上面。即便练习者很柔软，如果有上述身体问题，也应该把头放在垫高的支撑物上。

前伸展调整肝脏、脾脏和胰腺并活化肾脏。单腿头碰膝式和坐角式可防止前列腺肥大。半英雄面碰膝加强背部伸展式对足弓塌陷，平足和踝关节扭伤、僵紧，膝关节的僵硬和腿部的肿胀有益。圣哲玛里奇式在双臂环绕向后时作用于肩部和腋窝。加强背部伸展式按摩心脏，把头脑变得焕然一新，缓解消耗并提高耐力。

根据我们的大纲，加强背部伸展式应该在其他前伸展体式之前教授，以使脊柱两侧的肌肉能对称地得到伸展。加强背部伸展式是一个强烈的高级前伸展体式，在其他"单侧的"前伸展，如完成单腿头碰膝式之后，加强背部伸展式也可以作为一个结束性的前伸展练习，使脊柱获得均衡伸展。这些前伸展体式将大脑和心脏带到休息的状态，舒缓神经。

第四章

扭转体式

（Parivṛtta Sthiti）

这部分课程将讨论侧向的伸展，一般来说侧伸展（Parivṛtta）也被称为脊柱的扭转。侧伸展体式在梵文中被统称为 Parivṛtta Sthiti。转动的基本动作在扭转三角式和侧角扭转式中已经进行了学习。为了让初学者轻松地学习侧伸展，我们选出了以下的扭转体式。

第九部分

44. 巴拉瓦伽 I 式

（Bharadvājāsana I）

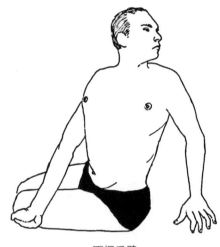

不握手臂

a. 不握手臂

○ 手杖式坐立，折叠双腿，双脚放到左侧，左脚踝在右脚之上。

○ 左手掌放在右大腿外侧，右手指放在右臀后侧地上。

○ 吸气，提起躯干和胸腔呼气，转向右侧。

○ 保持胸骨上提，推动左肩胛骨收进背部，提起左胸底端。

○ 呼气，转动回到中央，松开腿，在另一侧重复练习。

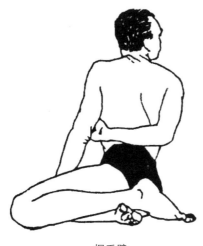

握手臂

b. 握手臂

○ 呼气，屈双膝到左侧（参见上面的指导），左手掌放在右大腿外侧，靠
  近膝关节。

○ 呼气，右手臂屈肘绕向后，从后面握住左手肘上部。

○ 提起躯干，转动脸部向右。

○ 呼气，松开手臂，回到前面，松开双腿到手杖式。

○ 在另一侧重复练习。

学习在握住手臂之前侧
向转动脊柱。注意脊柱
总是朝着腿放置的相反
方向转动。

说明：另一种学习的方
式：右手握住左侧上臂
之后，左手掌放在右大
腿外侧，反之亦然。如
果觉得臀部左右高度不
均等，转向右侧时，在
右臀下放一个折叠的毯
子。转向左侧时，则将
毯子垫在左臀下面。

45. 巴拉瓦伽 II 式
（Bharadvājāsana II）

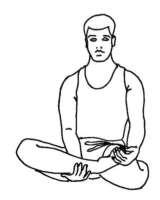 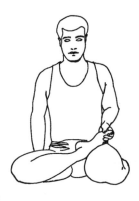 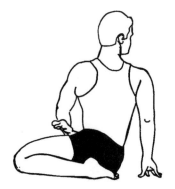

安放脚 　　　　　　　　　　　　　　不抓脚

a. 不抓脚

说明：这里腿的姿势是
英雄式和莲花坐的结合。

○ 从手杖式进入，屈左腿到英雄式姿势。

○ 现在，抓住右脚外侧边缘，屈右膝向右，腿就像莲花坐中那样放置——
右脚放在左大腿上端，脚跟靠近腹部。

学习在脊柱侧向转动时保
持双腿各自的姿势。莲花
坐一侧的脚不要滑落。

○ 左手放到右大腿外侧，右手放到左臀后侧地上，呼气，躯干扭转到右侧。

○ 回到中央，松开双腿和手臂，伸展双腿到手杖式。

○ 在另一侧重复练习。

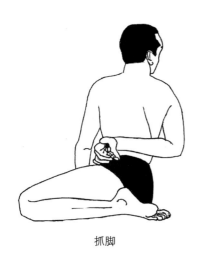

抓脚

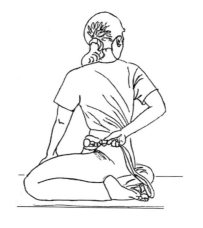

把带子绕到脚上并抓住带子

学习在不将脊柱倾斜向后的情况下使脊椎关节对位。手绕向后能使我们更好感受躯干挺直的姿势。

说明：练习侧向转动时，首先要提起脊柱，转动腹部和胸腔，最后才转动头部；手臂参与最终姿势时，向背部内收肩胛骨有助于转动。如果手指够不到脚趾，把一根伸展带或者一条布巾绕在前脚上，再抓住带子或布巾。

b. 抓脚

○ 如方法 a 所述进行练习，这一次将右手向后环绕从后面抓住右脚脚趾。

○ 左手放在右大腿外侧。

○ 保持躯干上提，呼气扭转躯干向右。

○ 保持肩胛骨内收，胸腔两侧对称地朝右转。

○ 呼气，返回向前，松开双腿，手杖式坐立。

○ 重复练习另一侧。

46. 椅子上的巴拉瓦伽式

（Bharadvājāsana on a chair）

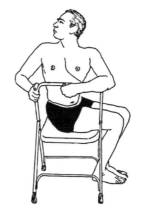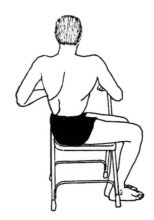

椅子上的巴拉瓦伽式

学习增强骶骨的灵活性，让胸腔和椅背平行对位。

说明：1. 久坐着工作、背痛以及不能坐到地上的人们会从这种方式的体式练习中获得极大收益。

2. 如果抓脚的动作引起背部或颈部的不适，那就按照 44a 和 46 中指导的姿势去练习，让自己得到舒缓。

○ 在椅子上侧坐，右肩靠着椅背。

○ 双腿略分开，大腿与双脚平行。

○ 坐直，目视前方。

○ 吸气，提起躯干，转动胸腔向右。

○ 抓住椅子的后背。

○ 保持躯干提起，肩胛骨内收入背部，肩峰转向后。

○ 提起胸骨，肩胛骨之间的脊柱内收。

○ 呼气，转动头部越过右肩往侧面看。

○ 呼气，松开双手，面向前方。

○ 现在坐在椅子相反的侧面，左肩靠着椅背。

功用与注意事项

　　结束了第八部分的前伸展体式之后，我们进入脊柱的侧向伸展。为了获得脊柱转动的自由空间，我们应加强扭转三角式和侧角扭转式的练习，这两个体式被看作是这些侧向伸展体式的基础。当脊柱变得越来越柔韧之后，我们将逐步介绍相关的脊柱解剖学活动原理。

　　巴拉瓦伽式是一个基础的侧向伸展体式，在这个简单的体式中，脊柱的伸展和转动没有对腹部造成任何的挤压。因此，女性在生理期间甚至是孕期都可以练习这个体式——尤其是巴拉瓦伽 I 中的步骤 a，以消除脊柱下段的疼痛和沉重感。怀孕后期，孕妇用椅子辅助来完成变式也可获得同等的效果。巴拉瓦伽 I 式和 II 式产生侧向的伸展，其中，脊柱的胸椎和腰椎段的侧伸展尤为明显。

　　由于肌肉虚弱和椎间盘滑脱导致背痛的人会从这些侧伸展练习中得到很大缓解。手臂和肩部的练习可以预防和疗愈这两个部位的关节炎和风湿病。巴拉瓦伽 I 式中，手臂从后面被握住，巴拉瓦伽 II 式中，脚从后面被抓住，转动和相扣的动作被整合在了一起。

　　练习这些体式将会缓解工作和旅行后的后背、颈部和肩部疼痛、痉挛。随着人体的老化，脊柱和背部的肌肉纤维开始变硬、变干，因此，这些叫作"转动和扭转动作"的侧伸展体式，对每个人都很重要。

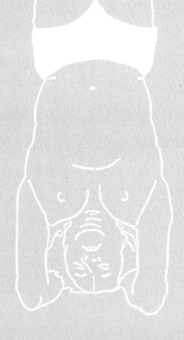

第五章

倒立体式

(Viparīta Sthiti)

倒立体式在梵文中被称为 Viparīta Sthiti。

站立和侧伸展体式让身体的肌肉骨骼结构做好准备去学习倒立，如支撑头倒立和支撑肩倒立。站立和坐立前伸展体式让练习者从生理和心理上做好准备，以避免倒立练习产生不良后果，如高血压、头痛、颈部疼痛、眼球紧张、恶心、头部沉重、血流突然涌向头部以及由错误练习引发的心理恐惧。

务必做好支撑头倒立和犁式的准备练习，这样在提起脊柱和身体内部器官时才不会绷紧颈部肌肉和神经。

这一部分涉及倒立体式。我们从半犁式开始，学习用肩部和颈部来承受身体重量。接着，我们学习进入犁式。犁式带来支撑头倒立所需的平衡感。以下是学习倒立体式时须谨记的顺序。

半犁式、犁式、单腿肩倒立、支撑肩倒立；当支撑肩倒立、犁式以及各种变式变得稳固之后，我们就开始学习支撑头倒立。

在该课程中，我们首先学习支撑肩倒立，然后学习支撑头倒立。但练习的顺序却与此相反，我们总是要先练习支撑头倒立，接着才练支撑肩倒立。支撑肩倒立和它的变式也可以单独进行练习。

对于初学者，只教授这些体式的半体式，即将双脚落在架子、台子上或者靠在墙上。

第十部分

47. 支撑头倒立

（Sālamba Śīrṣāsana）

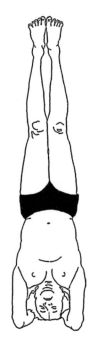

支撑头倒立

a. 半头倒立

（Ardha Śīrṣāsana）

○把折叠好的毯子靠墙放好。

○跪立在毯子前方，双手十指交扣，不要缩紧手掌心。

○将交扣的手指靠墙，大拇指一侧在上，小手指在下。

○保持前臂下压，双肘与肩同宽。

○将头顶放在手掌组成的"杯子"中央。

○手腕下压，提起肩部和膝关节，伸直双腿。

○保持肩部上提，但不要将背部靠在墙上。

○屈膝回到面朝下的英雄式中休息。

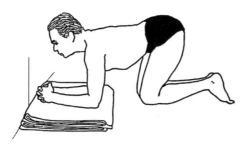

放好交扣的手指

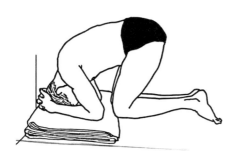

放好头顶

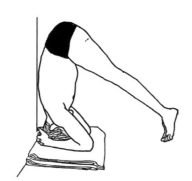

提起肩膀，提起膝关节

学习通过提起肩部、脊柱和双腿（从脚跟到大腿向上至臀部）来统和并稳定这个姿势。双腿要轻盈，脊柱要稳固。

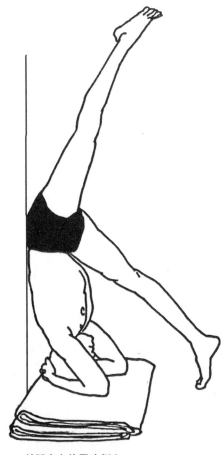

单腿向上伸展头倒立

b. 单腿向上伸展头倒立

（Ūrdhva Prasārita Eka Pada Śirṣāsana）

○ 进入半头倒立。

○ 保持右脚脚趾点地。

○ 呼气，提起左腿向上悬空朝向天花板。

○ 不要沉落肩部。

○ 不要将肘关节向外分开。

○ 保持双腿膝关节伸直。

○ 不要让身体的重量落到右脚脚趾上。

○ 呼气，带左脚返回向下。

○ 保持左脚趾向下，提起右腿。

○ 回到半头倒立。

○ 回到面向下的英雄式中休息片刻。

学习克服恐惧，为完成
最终体式做好准备。学
习将身体的重量从双腿
转移到躯干。

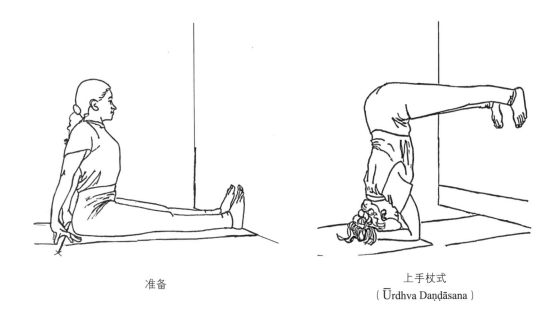

准备

上手杖式
（Ūrdhva Daṇḍāsana）

说明：1. 支撑头倒立准备：手杖式坐立，双脚靠墙。标记臀部在地上的位置。把毯子放在标记的那条线上。做半头倒立，面朝墙，双脚蹬上墙，使双脚和双腿平行于地面。虽然双脚在墙上，但要学会在无依靠的情况下提起脊柱向上而不跌倒。这个姿势被称为"上手杖式"。

2. 如果通过摆动双腿向上你还是不能进入体式，那就靠墙练习单腿向上伸展头倒立。让别人帮你把上摆了的腿贴墙，同时你自己带另一条腿向上靠墙。一旦靠在墙上就不用帮助了。为了安全返回，在放下一条腿时，请别人帮忙将另一条腿靠墙。交替抬腿向上进行练习。

3. 有时，我们需要花些时间来练习双腿摆向上的动作。如果向上弹得不够高，双腿就会掉下来，所以要学习向高处弹。但不要下沉脊柱和双肩，否则颈部有可能会受伤。

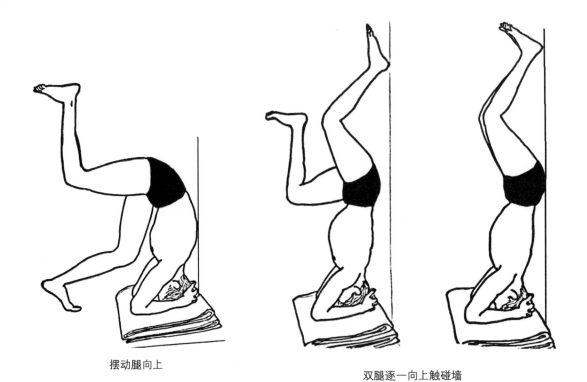

摆动腿向上

双腿逐一向上触碰墙

c. 支撑头倒立

（Sālamba Śīrṣāsana）

○ 按照上面的指导练习。

○ 将双腿逐一摆动向上，碰到墙后伸直双腿。

○ 整个身体垂直于地面。

○ 保持脊柱伸直，肩部提起向上。

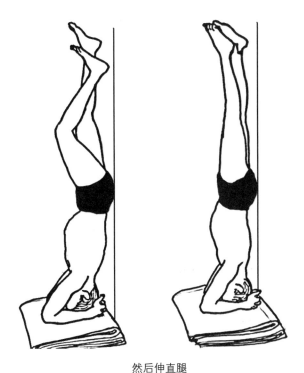

然后伸直腿

○开始时至少保持 1 分钟，均匀呼吸，平视前方。

○熟练后把体式的保持时间延长至 3~5 分钟。

○屈双膝落地。不要把双膝猛然跌落到地上。

○起身先在面朝下的英雄式中休息片刻。

学习保持双腿并拢，脚后跟后侧靠墙，臀部离开墙但腹部不要突出。

48. 支撑肩倒立

（Sālamba Sarvāṅgāsana）

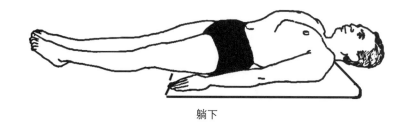

躺下

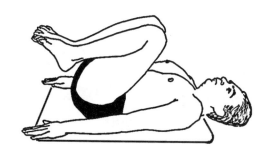

屈膝到胸前

说明：1. 经常会有人抱怨练习时颈部疼痛或者喘不过气来，这是因为恐惧或者在支撑肩倒立中身体上提得不够。此时，在肩下放上折叠的毯子，使头部低于肩部。但是肩部、上臂和肘部应该在毯子上保持在同一平面。

2. 支撑肩倒立的靠墙准备：靠近墙躺下，屈双腿，双脚放墙上，脚底蹬踩墙，提起臀部和背部向上，靠墙更近一点，双手撑住背部，学习尽可能地去提升躯干。

○躺下，肩部放在铺好的毯子上，头贴地。

○双臂伸直放在身体两侧，肘关节伸直，手伸展向脚的方向。

○转动肩峰向后向下，双肩远离头部。

○屈膝到胸前。

○现在，双手下压，将双腿摆动到头上方。

○抬起臀部和躯干，使之垂直向上，胸腔接触下巴。

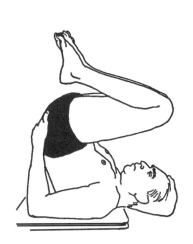

摆动腿到头上方

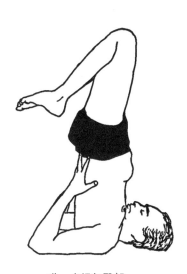

进一步提起臀部

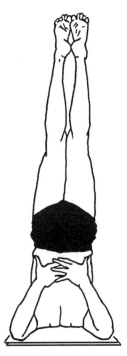

手肘下落，双手支撑背部

○双手掌支撑背部，上臂下压。

○臀部向上抬高。

○伸直双腿。

○开始时在这个姿势中保持 1 分钟，均匀呼吸。

　之后，逐渐把保持时间增至 3~5 分钟。

○呼气，松开双手，躯干逐渐向地面下滑。

49. 单腿肩倒立

(Eka Pāda Sarvāṅgāsana)

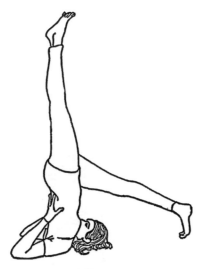

单腿肩倒立

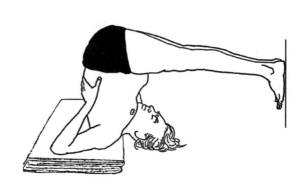

从犁式（Halasana）或者
半犁式（Ardha Halasana）进入

学习向上提起脊柱和躯干，尤其要学习上提下方腿部一侧的躯干。

说明：从半犁式开始学习倒立时，要先学习方法 a，然后再进入支撑肩倒立。

a. 从犁式进入

○进入犁式或者半犁式。

○呼气，朝天花板方向向上伸直右腿。

○向身体前侧推背部，胸腔不要下沉。

○呼气，放下右腿回到犁式或者半犁式。

○现在抬起左腿向上。

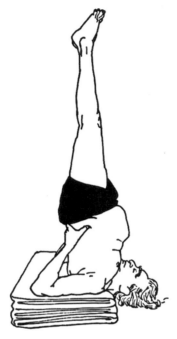

从支撑肩倒立进入

b. 从支撑肩倒立进入

○ 进入支撑肩倒立，双手支撑背部，腿伸直。

○ 左腿垂直于地面，呼气右腿落地；双腿都应该保持伸直。

○ 呼气，右腿尽量向下落，保持右腿伸直。

○ 保持左腿伸直并垂直向上。

○ 起初，你的脚趾可能够不到地，在这种情况下，腿落下一半就行。

○ 吸气，提起右腿回到肩倒立，现在左腿落下。

学习留意观察身体并放松大脑。练习应在不使头部紧张的情况下完成。

说明：不要急着把脚落到地上。相反，应集中注意力伸直脊柱和双腿。胸腔不要凹陷。

50. 侧单腿肩倒立

(Pārśvaika Pāda Sarvāṅgāsana)

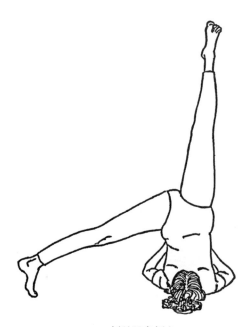

侧单腿肩倒立

学习保持骨盆等高的同时不缩短躯干两侧。

○ 保持左腿伸直，转动右腿向外，脚趾指向右。

○ 呼气，放下右腿，右脚向外落到侧面地上或者椅子上，右腿和躯干保持在同一平面。

○ 左腿与地面垂直，双腿保持伸直。

○ 吸气，带右腿向上到支撑肩倒立，重复练习另一侧。

51. 半犁式

（Ardha Halāsana）

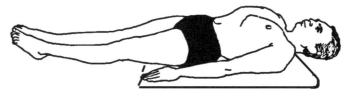

从地上摆动双腿（1）

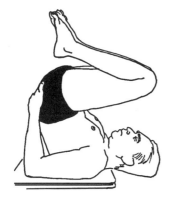

从地上摆动双腿（2）

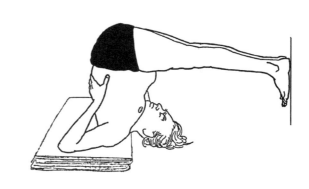

半犁式

a. 从地板上摆动向后进入

○如支撑肩倒立练习那样调整好毯子。

○躺下。

○屈双膝，摆动双腿，双腿和臀部上提。

○将双脚靠墙或者放到椅子的座位上。

○双手放在背部支撑住背部，提起脊柱向上，保持胸腔上提。

○保持双腿伸直，膝关节收紧。

○呼气，屈双膝，曲背落下。

学习从地上摆动进入半犁式或者犁式，但不要把身体倾斜到一侧，也不要把身体重量全部压在一侧。

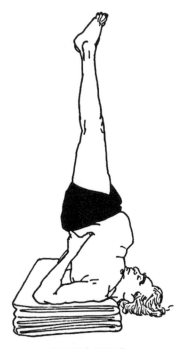

从支撑肩倒立进入

b. 从支撑肩倒立进入

○ 进入支撑肩倒立，使肩部放在离墙或者椅子座位 3 英尺（约 90 厘米，一腿长）外的地方。

○ 呼气，依次放下双腿，双脚靠墙或者脚趾放到椅子上，使双腿和臀部在一条直线上。练习一段时间后你可以同时放下双腿。

○ 通过提起大腿向上，打开膝关节后侧来保持腘绳肌的拉直。

○ 通过提起髋部来保持脊柱的长度。

○ 回到支撑肩倒立，返回，平躺。

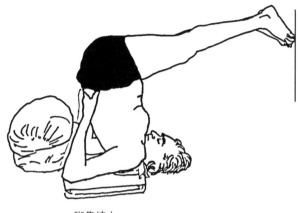

脚靠墙上

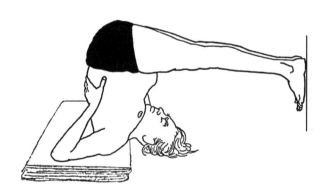

半犁式（Ardha-halāsana）

学习保持脊柱垂直上提，学习用肩部支撑，不要凹陷胸腔。

说明：1. 如果不能判断离墙的距离，可以以手杖式坐立，脚底靠墙，在臀部做标记，把肩部准确地放在标记线上，然后进入半犁式。

2. 如果觉得呼吸困难，可以把双腿分开一脚宽，以免横膈膜受到挤压。

52. 犁式
（Halāsana）

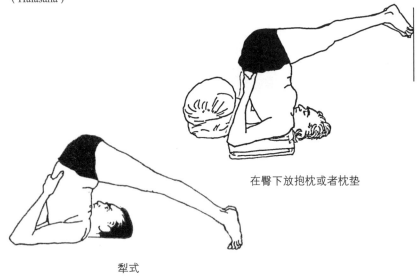

在臀下放抱枕或者枕垫

犁式

说明：无论是进入犁式还是支撑肩倒立，不能从地板上摆动双腿向上或者抬起臀部向上的人，应该放一个抱枕或者枕头垫起臀部，这样垫起之后再向上提臀就容易了。

学习像在半犁式中那样，当脚趾触地时仍保持脊柱的上提。

a. 从地板上摆动向后进入
○ 按照半犁式的步骤 a，放下脚趾触地。
○ 呼气，复位向下。

b. 从支撑肩倒立进入
○ 进入支撑肩倒立。
○ 保持双腿伸直，呼气并放低双腿直到脚趾尖触地。与此同时保持胸腔和髋部略向后。
○ 保持双手撑背，使背部提起并垂直于地面。
○ 保持小腿骨和大腿提起。
○ 如果控制不好双腿，每次练习一侧。
○ 吸气提起双腿向上到支撑肩倒立。
○ 复位或者练习接下来的变式。

53. 膝碰耳犁式

（Karṇapīḍāsana）

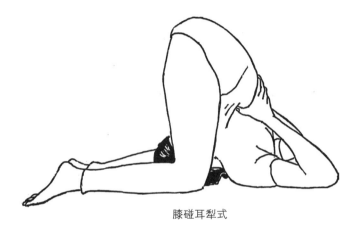

膝碰耳犁式

○从犁式（上面的练习）屈双膝并把双膝分别放在脸两旁的地上，脚趾指
　向远离头的方向，脚底向上。

○呼气，抬起膝关节回到犁式。

学习提起背部向上，抵
消大腿对躯干产生的压
力。不仅要弯曲双膝，
还要提起躯干。

54. 双角犁式

（Supta Koṇāsana）

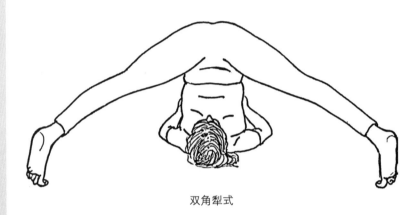

双角犁式

学习把这个体式和坐角
式进行类比，尽量把双
腿大大地分开。

○ 从犁式进入，双腿分开，右腿到右侧，左腿到左侧。

○ 保持双腿伸直、膝关节提起。

○ 分开双腿，尽可能扩大两腿之间的距离。

○ 双脚走回到犁式。

55. 侧犁式
（Pārśva Halāsana）

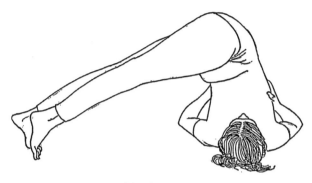

侧犁式

学习保持两侧坐骨等高，避免倾斜向前或者向后。

- 从双角犁式进入，左腿走向右腿。双腿尽可能远地走到右侧，与右肩在同一直线。
- 在体式中保持大腿离地上提。
- 左腿回到双角犁式的姿势。
- 现在将右腿尽可能远地走到左侧。
- 使双腿尽可能远地走到左侧，在这个姿势中停留时要提起双侧大腿。
- 右腿走回到双角犁式。
- 双腿回到中央做犁式。
- 屈双膝，曲背落下。

说明：1. 通常在练习犁式、膝碰耳犁式和双角犁式之后，我们会发现支撑肩倒立会完成得更好，因为这些体式更多地运用到了肩部。
2. 侧犁式可以消除肩倒立中由于背部肌肉拉伸不均衡而产生的沉重和背痛。

功用与注意事项

为了能全面深入地了解这些倒立体式的显著效果和重要性，我推荐大家去读《瑜伽之光》。

这些体式作用于呼吸系统、循环系统、神经系统和腺体（内分泌）系统。它们能改善人的个性和心理态度，使头脑趋于纯净。这些体式能帮助练习者加强意志力、增进记忆、提升智力水平、平定情绪的波动。它们有助于塑造品格，改进行为模式。

有感冒、咳嗽、哮喘、扁桃体炎、口臭、心悸、失眠、神经衰弱、恐惧综合征、自傲和自卑情节、懒惰、嗜睡、疲劳、贫血、血液循环不良、便秘、心率缓慢、注意力不集中、一般的虚弱、活力不足、荷尔蒙不平衡、月经紊乱、性功能障碍等症状的患者，都将从练习这些体式中获益。

肩倒立的各种变式有助于提升头倒立中的平衡感。熟练掌握了肩倒立，可以促进头倒立的练习。因此，正确地学习肩倒立非常重要。

肩倒立的各种变式、犁式、膝碰耳犁式和双角犁式清除毒素和废物。它们使腹部器官恢复活力、排出胃肠气体。它们促进腰部、背部和腹部的循环，收缩腹部器官，净化阴道和子宫区域，锻炼结肠、防止前列腺肥大并促进排泄系统的功能。

女性的倒立练习一般应在经期结束后马上开始。也就是说月经结束后开始规律练习时，要先练倒立体式，这可以抑制额外出血并使荷尔蒙恢复平衡。

在生理期期间（从第一天直到月经期结束）要完全避免练习倒立体式。

除了在生理期之外，平常应该规律练习倒立体式和其他体式，可使生理期规律并维持妇科健康。

第六章

腹部体式

(Udara Ākuñchana Sthiti)

大多数人都很热衷于减掉腰部脂肪，强化腹部内脏器官。第一次参加课程的人们，不少是奔着腹部练习来的。腹部练习在梵文中被称为 Udara Ākuñchana Athiti。

　　但是，一开始就练习这些腹部体式并不科学。站立体式为腹部的强化打下基础，保护腹部免受腹部体式练习可能导致的过度劳累或动作错误之苦。

　　倒立体式也具有保护作用，保护我们的腹部器官在练习接下来的腹部体式中免受损伤。只练习腹部体式而不练习倒立体式，可能会导致食管裂孔疝、脐疝和腹股沟疝、阴囊积水、白带以及月经不调、前列腺肥大等。倒立体式还能防止由于练习错误和疏忽所产生的不良后果。腹部练习要在站立和倒立体式准备后进行。如果腹部没有得到强化就让它费力工作，那就会出现问题。

　　学完了肩倒立、犁式及各种变式之后，再学习有益于腹部的体式，才能既保证了安全又关照了腹部内脏器官的健康。倒立体式能平衡任何禁忌证或者错误的动作所带来的不良后果。这其实就是我们要学习倒立体式的原因。

第十一部分

56. 上伸腿式
（Ūrdhva Prasārita Pādāsana）

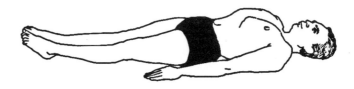

躺下

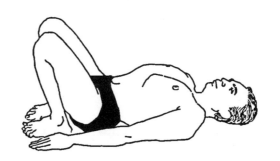

屈双腿，脚跟靠近臀部

○ 手杖式坐立。

○ 躺下，双腿伸直，手臂放在身体两侧，手心贴地。

○ 屈双腿，脚跟靠向臀部。

○ 从髋部屈双腿，大腿靠向腹部。

○ 呼气，抬起双腿使其垂直于地面，伸直双腿时臀部要贴地。

○ 现在呼气，屈双腿，大腿收向腹部，缓慢落下腿部和双脚。

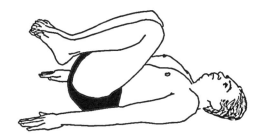

带大腿向腹部

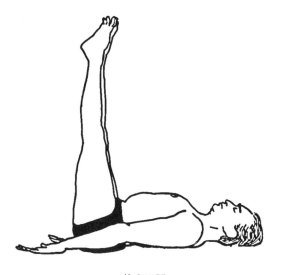

伸直双腿

学习保持胸腔舒展，面部放松。学习在腿部运动时将下背部贴着地板向尾骨方向伸展。

说明：1. 这个体式可以重复 3~5 次，每次之间不要把腿放到地上伸直。

2. 如果练习者过度肥胖，可以靠墙练习：双腿放墙上，保持臀部靠着墙，双脚先放到墙上，然后脚离开墙 1 英寸（约 2.5 厘米），再靠着墙，这样交替着进行练习。

3. 还可以把手臂贴着地面伸展过头顶，手心朝着天花板，这样是为了在腿抬起来之后伸展躯干的两侧。

57. 完全船式

（Paripūrṇa Nāvāsana）

学习维持平衡的同时不塌陷脊柱和胸腔。

说明：1. 不能达到平衡的人，抬起双腿时把手掌放到地板上。

2. 如果双腿和腹部不够强壮，难以维持体式的平衡，那么抬起双腿将脚跟靠在墙上或者架子上，双手分别放在臀部两侧——用辅助物来练习。

3. 孕期和经期不要练习这两个体式。患有腹泻、痢疾、白带异常、子宫出血和痛经的人绝不可以尝试练习这两个体式。

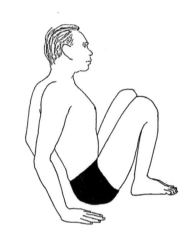

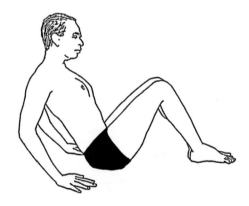

躯干略倾向后，抬起双腿

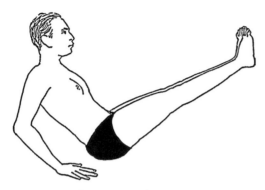

双腿向上时双手放在地上

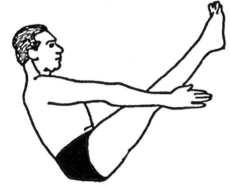

完全船式

○ 手杖式坐立，手掌放在臀部两侧。

○ 身体略向后并从地上抬起双腿，使双腿像棍子一样伸直绷紧。

○ 举起手臂伸直，使双臂平行于地面，掌心相对。

○ 有力地将脊柱内收，身体不要垮塌。

○ 整个身体平衡在左右臀部。

○ 呼气，放下双臂和双腿，回到手杖式。

58. 卧手抓脚趾伸展式 I 和 II
（ Supta Pādāṅguṣṭhāsana I & II ）

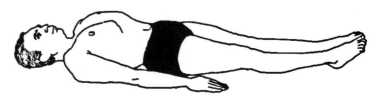

躺在地板上

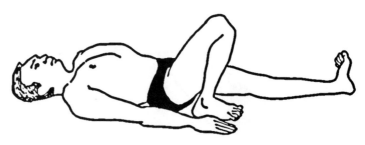

屈右膝向胸前

a. 从卧手抓脚趾伸展式 I（ Supta Pādāṅguṣṭhāsana I ）

○躺下，双腿伸直，手臂放在身体两侧。

○呼气，屈右腿到胸前，右手抓住右脚大脚趾。

○伸直右腿使之垂直于地面。

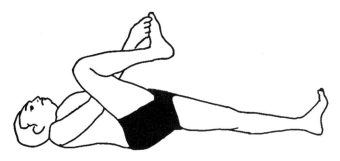

抓住大脚趾

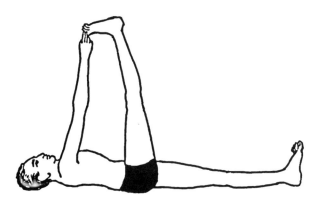

卧手抓脚趾伸展式 I

○ 保持右腿大脚趾、膝关节和大腿在同一直线，右大腿压向后。

○ 左大腿不要离地。

○ 呼气，屈膝，松开手，把腿落到地上，放松。

○ 现在抬起左腿，按照以上的指导练习左侧。

学习伸展腘绳肌并使臀肌能自由运动。

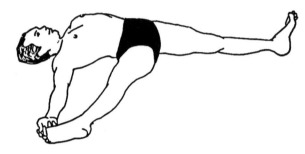

卧手抓脚趾伸展式 II

学习带给骨盆关节、腹股沟和大腿根自由。

说明：1. 不要为了将腿放到侧面而丧失了另一条腿的正确姿势。腿向侧面伸展时，躯干后侧、臀部和整条腿应该始终贴在地板上。

2. 如果够不到脚趾，在练习 I 和 II 式时请将瑜伽伸展带绕在脚上。

b. 卧手抓脚趾伸展式 II（Supta Pādāṅguṣṭhāsana II）

○ 从卧手抓脚趾伸展式 I 进入。

○ 呼气，右腿向外落到右侧。

○ 保持腿伸直，尽你所能将右脚向上与右肩保持在同一直线，但不要因此使左髋离开地面。

○ 吸气，抬起右腿返回，使之垂直于地面。

○ 呼气，放下右腿返回地上。

○ 现在练习另一侧。

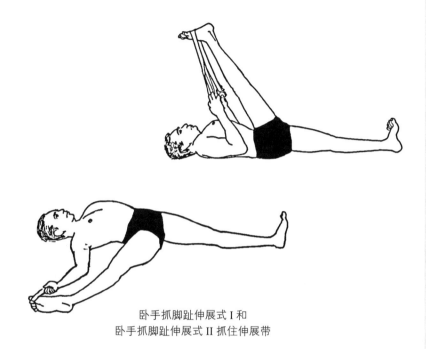

卧手抓脚趾伸展式 I 和
卧手抓脚趾伸展式 II 抓住伸展带

功用与注意事项

上伸腿式和完全船式有助于减少腰腹部周围的脂肪，加强后腰和骶尾的肌肉，强化腹部，缓解所有跟气有关的问题，如饱胀感和肠胃胀气。当上伸腿式和完全船式练习导致腹部肌肉收缩或者背痛时，练习卧手抓脚趾伸展式 II 可以起到平衡它们的作用。

卧手抓脚趾伸展式 I 和 II 能缓解坐骨神经痛和腰痛。同时，它们还能通过疏通骨盆区域的气来舒缓该部位，保护人们免受各种疝气、前列腺及月经问题的困扰。但是，在经期不要练习卧手抓脚趾伸展式 I。

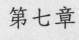

第七章

后弯体式

（Pūrva Pratāna Sthiti）

现在，我们来看看脊柱的向后伸展——后弯体式。

我们先介绍两个脊柱向后伸展的准备体式。练习后弯体式时，脊柱除了要柔软之外，脊柱肌肉也得要结实。否则，单纯的柔软将会导致背部虚弱和疼痛，令初学者付出沉重代价。这部分有五个体式。第一个体式为背弓练习增强脊柱肌肉，最后一个体式教给我们脊柱和脊柱肌肉的反重力提升方法。

上犬式和四肢支撑式中，双脚有两种指向方式：一种是脚趾弯曲并向头部方向踩地；另一种是保持跖骨（脚趾下方）伸展，使脚趾指向远离头部的方向。第一种方式增强腿部肌肉，第二种增强脊柱肌肉。初学者会发现脚趾向前的方法很好，因为它把腿部肌肉很好地收紧了。如果腿部肌肉不够强壮而难以保持体式，脊柱肌肉就可能会受伤。因此，我们应该先调整双腿，再通过增强腿部肌肉去学习调整脊柱。

第十二部分

学习把膝关节和大腿稳固地保持在地板上方，尾骨不要翘向天花板方向。

说明：如果不能将身体撑起离地，那就先练习下犬式，通过屈双肘进入体式。

59. 四肢支撑式

（Chaturaṅga Daṇḍāsanaa）

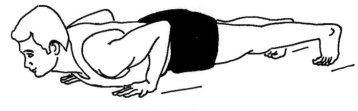

脚趾向下踩地

a. 脚趾向下踩地

○ 俯卧。

○ 屈肘，手掌分别放在浮肋两侧旁。

○ 双脚分开一脚宽，脚趾朝着头的方向踩地支撑。

○ 呼气，撑起整个身体离开地几英寸（1 英寸约为 2.5 厘米）。

○ 保持胸腔、髋部、大腿和膝关节提起，使整个身体被双手和所有脚趾所支撑。

○ 保持脸和胸腔朝着地板。

○ 呼气，放下躯干落到地板上。

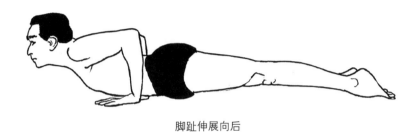

脚趾伸展向后

学习保持胸腔向上使整
个身体平行于地面。

b. 脚趾伸展向后

○ 面朝下（俯卧姿势），脚趾伸展向后。

○ 双脚并拢，双腿伸直，伸展。

○ 张开双手，手掌与浮肋在同一直线。

○ 下压手掌，抬起臀部和大腿，撑起整个身体离开地面几英寸（或者按上
　面的方式练习）。

○ 现在，以脚趾伸展向后、跖骨着地的方式，展开身体和手臂。

○ 使得整个躯干和双腿像一根棍子一样，否则你将会掉回地上。

○ 呼气，控制身体回到地面上。

说明：1. 这不是一个后
弯体式，但是它为接下
来的三个体式增强了脊
柱的肌肉—— 即上犬
式、弓式和蝗虫式。它
是了解脊柱肌肉力量的
一个参数。

2. 生理期不要练习这个
体式。

60. 上犬式

（Ūrdhva Mukha Śvānāsana）

说明：练习这个体式时，脚趾的姿势可以和四肢支撑式中一样。接下来指导脚趾伸展向后的姿势。

学习用双臂作为支撑，将身体撑得更高。

说明：由于手腕、肘关节和肩部虚弱，或者因患有椎关节硬化而不能直接将重量承受于手腕上的人，可以将手转向远离身体的方向（手指尖向外指）。通过练习，当手臂和颈部得到调整之后，就可以适应常规的练习方法了。

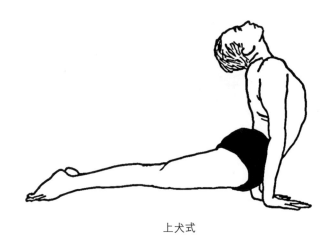

上犬式

○ 进入俯卧姿势，双手分别放在胸腔两旁的地上。

○ 张开双手掌和十指。

○ 吸气，抬起头和胸腔，伸直手臂，固定肘关节。

○ 撑起骨盆、大腿和膝关节离开地面。

○ 身体的重量落在双手和脚背上。

○ 保持肘部锁住，转动肩部骨骼向后，并进一步提起胸腔向上。

○ 延展颈部，带动头部向后，向上看。

○ 保持一会儿这个体式，屈肘，躯干落回地上。

61. 弓式
（Dhanurāsana）

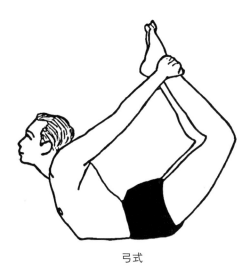

弓式

○从俯卧的姿势开始，屈双膝，双脚朝臀部。

○双臂向后，双手抓住脚踝，右手抓右脚踝，左手抓左脚踝。

○呼气，抓紧脚踝，把胸腔、膝关节和大腿抬离地面。

○双脚和双膝略分开。

○紧握住脚踝并利用双腿和双臂之间的拮抗力把双腿和胸腔往更高处抬升。

○抬头向上看。

○用下腹部来支撑身体。

○呼气，松开脚踝，放下躯干和双腿回到地上。

学习通过给手臂向后的拉力来上提、增加身体的后弯弧度。将身体平衡于腹部区域。

62. 蝗虫式

(Śalabhāsana)

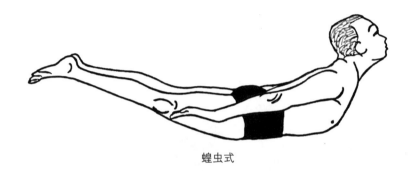

蝗虫式

学习同时运用大腿和胸腔，匀速地抬起它们远离地面。

○ 从俯卧的姿势开始，呼气，头部、胸腔和大腿同时抬离地面。

○ 仅腹部贴地。

○ 臀部沉向地，尾骨下压。

○ 朝脚的方向向后伸直手臂。

○ 进一步抬起胸腔和大腿并向上看。

○ 呼气，放松身体和双腿返回地面。

63. 骆驼式

（Uṣṭrāsana）

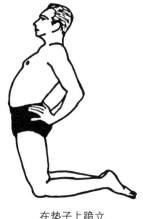

在垫子上跪立

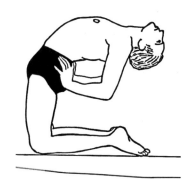

保持胸腔提起敞开，后弯躯干

骆驼式是教授给初学者的唯一一个反重力提升脊柱和脊柱肌肉的后弯体式。这个预备体式将让我们获得完成高级后弯体式所需的基本智慧。

○ 跪立于垫子上，双膝和双脚分开与髋同宽（只有在高级阶段才把双膝和双脚并拢来练习）。

○ 检查一下，小腿胫骨要相互平行，脚趾正直指向后。

○ 双手掌放在臀上。

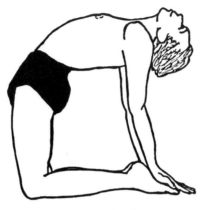

双手到脚跟上

学习如何在后弯的同时控制住双腿、保持小腿下压以便提起大腿和脊柱。不要因为后弯而使双腿的姿势变形。

○保持大腿垂直于地板，延展并提起整个躯干前侧向上。

○臀部内收。

○内收肩胛骨之间的脊柱。

○呼气，保持胸腔充分上提，弯曲躯干向后。

○放手向后去触摸脚跟。

○用手支撑，更进一步上提胸腔，同时以内收肩胛骨的方式使胸腔更进一步上提。

○保持颈部的长度，头向后，眼睛向后看。

○抬起头，通过双手回到腰部带动躯干回到跪立姿势。

○回到英雄式。

功用与注意事项

初学者以俯卧姿势进入后弯，这种方式的后弯由脊柱外部的肌肉来完成。初学者首先以这种平静放松的方式开始后弯练习。为了完成更高级的后弯体式，练习者的脊柱必须要强壮。如果后弯时，尤其是从俯卧姿势进入时背部疼痛，说明脊柱或者脊柱肌肉有问题，这也在提醒练习者，他们需要用其他体式的练习来纠正这些问题。

除了加强手臂、强化肾脏功能之外，四肢支撑式还通过增强背部肌肉来支撑脊柱，这将对后弯体式练习起到良好的作用。因此，虽然这个体式实际上并不是脊柱的向后伸展，但是它为后弯练习做好了背部的准备。

上犬式解除背部的僵硬和疼痛。当背部伸展形成一个弧度时，在腹部会形成一种有助于消化的连续压力。施加在腹部的压力将强化腹部器官的功能。脊柱获得更多的空间，胸腔扩展能力也得以提升，肺功能也会随之增强。弓式和蝗虫式加强背部和脊柱外部的肌肉。

上犬式和骆驼式为更高级的后弯体式打下基础。透过这两个体式，我们可以全方位地去理解脊柱的曲度和脊柱肌肉的各种不平衡。它们不仅能重整、纠正和重建背部肌肉，还能强化内脏器官，如肺部、心脏、肝脏、肾脏和胰腺，以便这些器官能承受后弯的压力。在练习后弯时，往往因为练习不当，学生们会感觉不能呼吸、呼吸急促、想吐、反胃、头疼和背部不适。这也导致他们害怕练习后弯。他们感觉反胃和发晕，就好像眩晕发作一样。这主要是因为脊柱肌肉僵硬和肝脏瘀滞。这两个体式为让我们在身体层面和心理层面做好准备，去扫除这些障碍。

女性在月经期间和怀孕期间应该避免这一组练习（第十二部分）。

如果我们能带着专注力，有条理地进入前面提到的这些后弯体式练习，上面所提到的这些问题就不会发生。后弯练习很有吸引力，因此导致很多人不加选择地开始练习后弯。但是，在尝试这些后弯体式之前应该先巩固之前所提到的那些准备体式。

鉴于初学者的能力，以上所有体式中的一些体式必须遵循"接触即离开"或者说"尝试即还原"的方式来练习。如果脊柱肌肉未被训练过，我们就不能在这些体式中长时间保持。当我们习惯了这些体式并能正确地进行练习，就可以延长保持的时间。树式、幻椅式和门闩式、牛面式、侧角扭转式、完全船式、四肢支撑式和弓式、蝗虫式不适合那些上了年纪的人和无力、虚弱的人练习，也不适合那些没有锻炼强化过身体的人。如果做好准备，这些体式是不会造成伤害的。

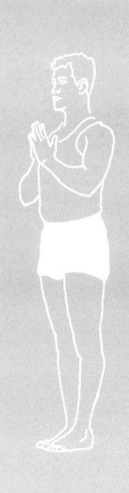

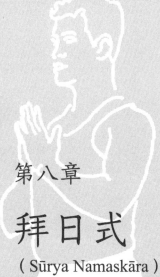

第八章

拜日式

(Sūrya Namaskāra)

(连续的体式循环)

拜日式是每日的宗教祈祷仪式的一部分，起源于远古时代。人们带着供奉和祈祷向太阳致敬。太阳神——苏亚（Sūrya），拥有巨大的能量，是人类赖以生存的源泉。

　　这就是大名鼎鼎的拜日式，它赋予我们灵动、警觉、速度、敏锐及自由，锻炼我们的意志力和身体的力量。

第十三部分

64. 拜日式

（Sūrya Namaskāra）

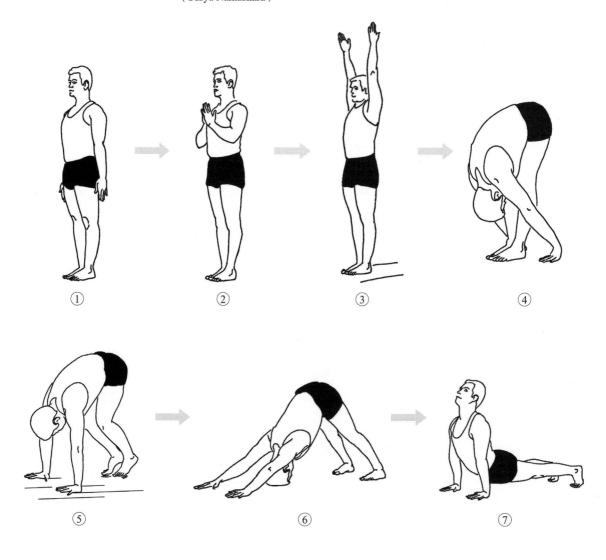

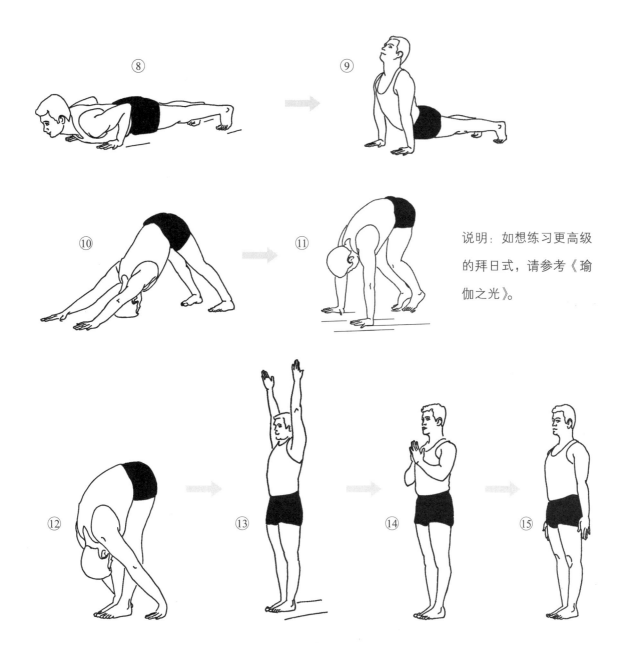

说明：如想练习更高级的拜日式，请参考《瑜伽之光》。

1. 山式（Samasthiti）

双脚并拢，膝关节收紧，胸腔面向前，双臂向下伸展。

2. 祈祷式（Namaskārāsana）

吸气，双手在胸骨前合十进入祈祷式。

3. 手臂上举式（Ūrdhva Hastāsana）

呼气，松开双手，吸气并伸展手臂向上或者做上举祈祷式（Ūrdhva Namaskārāsana）。

4. 加强前屈伸展式（Uttānāsana）

呼气，手臂和躯干向下，双手分别放在脚的两旁，十指张开。

5. 下犬式（Adho Mukha Śvānāsana）

吸气，呼气时屈双膝，双脚向后跳进入下犬式。

6. 上犬式（Ūrdhva Mukha Śvānāsana）

吸气，臀部向地面下沉，上提胸腔，向上看进入上犬式。

7. 四肢支撑式（Chaturaṅga Daṇḍāsana）

呼气，胸腔向地面方向下沉，骨盆、大腿、膝关节离开地面。

8. 上犬式（Ūrdhva Mukha Śvānāsana）

吸气，抬起胸腔，伸直手臂并向上看。

9. 下犬式（Adho Mukha Śvānāsana）

呼气，回到下犬式。

10. 加强前屈伸展式（Uttānāsana）

吸气，屈双膝，呼气时双脚跳回到双手之间并伸直双腿，头部靠向小腿。

11. 手臂上举式（Ūrdhva Hastāsana）或者上举祈祷式（Ūrdhva Namaskārāsana）吸气，抬起躯干，手臂向上。

12. 祈祷式（Namaskārāsana）

呼气，双手在胸前合十，吸气。

13. 山式（Samasthiti）

呼气，松开双手落到身体两侧。

这就是拜日式的一个完整循环。可以在一个循环之后重复练习。通常，重复练习十二次并念诵太阳神的十二个名字。

以下是太阳神的十二个名字。练习者先念诵名号，然后再进入拜日式的练习。

1. Āuṁ Mitrāya Namaḥ

向人类共同的朋友、热爱众生的太阳顶礼

2. Āuṁ Ravaye Namaḥ

向发出光辉的太阳、改变世界的太阳顶礼

3. Āuṁ Sūryāya Namaḥ

向光辉的来源、创造之源太阳顶礼

4. Āuṁ Bhānave Namaḥ

向勤修者、得成者、生产者太阳顶礼

5. Āuṁ Khagāya Namaḥ

向空中飞行者、空气和赋予阳光的太阳顶礼

6. Āu ṁ P ū ṣṇe Namaḥ

向滋养、养育、增长万物的太阳顶礼

7. Āu ṁ Hiraṇyagarbh ā ya Namaḥ

向至上本体、宇宙本体和意识、万有本体的太阳顶礼

8. Āu ṁ Mar ī chaye Namaḥ

向光、焰、光线、破晓之神致敬，充满光辉的太阳顶礼

9. Āu ṁ Ādity ā ya Namaḥ

向太阳神、神母之子的太阳顶礼

10. Āu ṁ Savitre Namaḥ

向生命的给予者、行善的太阳顶礼

11. Āu ṁ Ark ā ya Namaḥ

向拥有能量、值得尊崇的太阳顶礼

12. Āu ṁ Bh ā skar ā ya Namaḥ

向点亮光明和指引开悟的太阳、启蒙的太阳顶礼

念诵太阳神的十二个名字之后，说下面这句话：

Āu ṁ Shri Savitru S ū rya N ā r ā yaṇ ā ya Namaḥ

功用与注意事项

　　还可以在跳跃之间尝试练习站立体式，形成一连串的练习。例如，在第五步之后，向前跳进入三角伸展式一侧的练习，完成练习之后，回到第五步，再跳向前进行三角伸展式另一侧的练习，然后回到第五步，接着进入第六步的练习。

　　快速运动和体式的迅速转化给我们带来运动的自由、身体的敏捷和柔韧并促进了血液循环。迟滞的大脑变得活跃，忧思困顿的精神得以重振。焕然一新的头脑，让人们展开新的视角，步入更美好的未来。因此年轻人很享受这个练习，并从中获得满足。

　　现如今，人们会用锻炼来应对压力的考验，但是锻炼要因人制宜，有心脏问题的病人并不适合这个练习。实际上，他们需要练习更多的恢复、疗愈的体式，如一些仰卧和倒立的体式。站立体式和后弯体式（如骆驼式），也同样能帮助人们增强抗压力，强健心脏肌肉。让有心脏问题的人们练习拜日式是不对的。

　　女性在生理期和怀孕期间应该避免练习完整的拜日式，但是除了第六和第七个体式，其他的体式均可单独进行练习，但是不要跳跃，还要避免快速地移动。

第九章

恢复体式

(Viśrānta Kāraka Āsana)

恢复体式在梵文中被称为 Viśrānta Kāraka 体式，旨在放松全身。每个脏器仿佛被彼此分开以便获得充分供氧和休息。以意识和觉知为刀，我们才可以从内在去细致剖析身体。为了恢复精力，体式保持的时间应该延长为 5~10 分钟。

　　在这组练习中，我们给初学者介绍几个使他们获得被动伸展的体式，从中他们的体力能得到恢复和复原。练习这些体式需要一些一般家庭都有的装备，如抱枕、毯子、枕头、床和餐桌等。孕妇可以练习这些体式，但在生理期不要练习支撑肩倒立和倒箭式，因为这两个体式是倒立体式。

　　说明：仰卧英雄式、仰卧束脚式和挺尸式在梵文中被称为 Supta Sthiti（仰卧体式）。肩倒立、桥式肩倒立和倒箭式属于 Viparīta Sthiti（倒立体式），支撑后仰支架式是 Pūrva Pratana Sthiti（后弯体式）。

第十四部分

65. 仰卧英雄式

（Supta Vīrāsana）

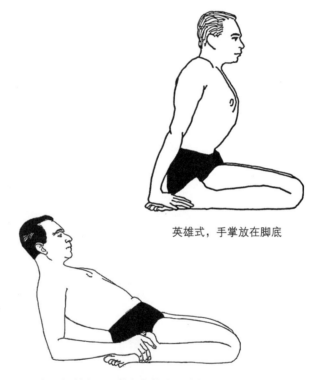

英雄式，手掌放在脚底

躯干倾斜向后，落在弯曲的双肘上

进入英雄式，手掌放在脚底。

躯干向后倾斜，手肘弯曲撑地，然后吸气时抬起胸腔，躯干继续向下，直到放在地板上。

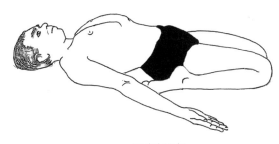

手臂在两侧

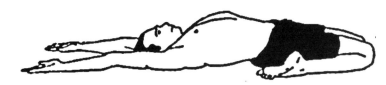

手臂在头后方

a. 手臂在两侧

○ 接着上面的姿势，伸展手臂到两侧，与身体成 60 度角，上臂向外旋转，掌心向天花板。

b. 手臂在头后方

○ 手臂伸直举向天花板，然后落向地面，放在头后，掌心向上。

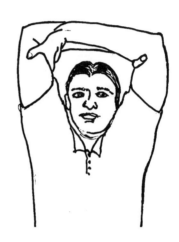

抱臂

c. 抱臂

○屈肘，左手握住右手肘，右手握住左手肘。

○将肘关节贴地伸展过头顶放在头后方。 须交换抱肘方向， 就像学习山

　式抱肘那样（Baddha Hasta Tāḍāsana）。

○松开手臂，回到英雄式，再回到手杖式。

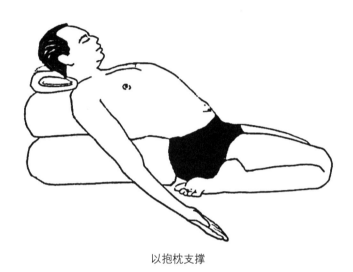

以抱枕支撑

说明：上面的几种仰卧英雄式都可以在抱枕的支撑下完成。如果用一个抱枕还不能完成就用两个。手臂可以按上述几种手臂姿势中的任何一种进行放置。

○ 首先，如前所述坐立于英雄式。

○ 将一个长抱枕纵向放在身后。

○ 检查一下，抱枕要放直。

○ 按同样的步骤躺到抱枕上。确保脊柱均衡地放在抱枕上。

66. 仰卧束角式
（Supta Baddha Koṇāsana）

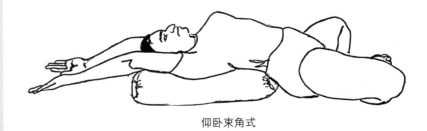

仰卧束角式

说明：这个体式可以用抱枕作为支撑，也可以不用。

说明：1. 不要挤压胸腔，通过放松喉咙和面部肌肉使呼吸柔顺。为了感觉放松可以闭上眼睛。让呼吸顺畅地发出。

2. 这两个体式都可以抑制月经过多，因此，可以在生理期进行练习。

○ 束角式坐立。如上所述将抱枕纵放，倾斜向后并平躺。

○ 以肘支撑，躯干、肩部和头部依次向下躺卧于地上。

○ 仰卧英雄式中所有的手臂姿势都适用于这个体式。

○ 放松手臂和双腿，坐立于手杖式。

67. 支撑后仰支架式

（Sālamba Pūrvottānāsana）

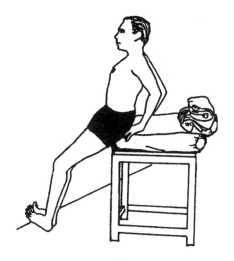

坐在抱枕前侧边缘上

○ 离墙 2.6 英尺（约 76 厘米）放一张桌子。

○ 在桌子上放两个抱枕，一个放在另一个上，前后稍微错开。

○ 坐在下方抱枕的前端，抓住桌子边缘，向后躺靠到上面的抱枕上。

○ 伸直腿使脚趾抵靠墙。

○ 手臂伸展到两侧，掌心向上。

○ 如果头向后仰，就在头下放张毯子作为支撑。

○ 屈膝，呼气时抬起躯干返回。

学习展开横膈膜，扩展胸腔，展开肋间肌。在这三个体式中，腹部要柔软，还要使腹部低于胸腔。柔顺地呼吸，使呼气略长于平常的呼气。臀部和双脚不要向下滑，应当感觉身体恰当地固定在靠枕上。

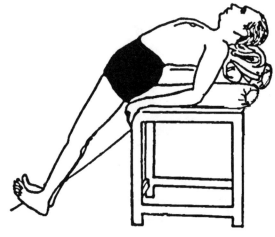

向后躺到第二个抱枕上

68. 椅子上的支撑肩倒立

（Sālamba Sarvāṅgāsana on a chair）

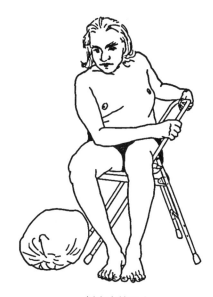

侧坐在椅子上

○ 在地上放好一把椅子和一个抱枕，抱枕放在椅子的正前方。

○ 在椅面上放一张折叠的毯子，这样椅子边就不会弄疼背部了。

说明：我们给出这种方法是为了让初学者、年迈者和患病的人也可以练习这个体式。

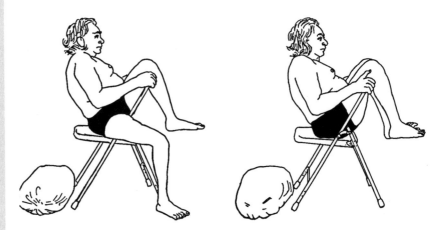

转向椅背，双腿依次搭到椅上

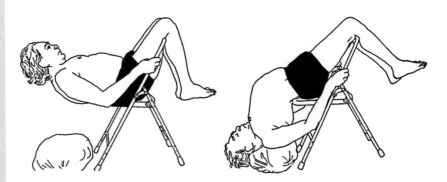

倾斜身体向后直到肩部落到抱枕上

○ 侧坐在椅子上，就像在椅子上的巴拉瓦伽式（第九部分）中那样。

○ 身体转向椅背，双手抓住椅子的扶手。

○ 依次将双腿勾住椅子的靠背。

○ 呼气，背部向后落向抱枕。

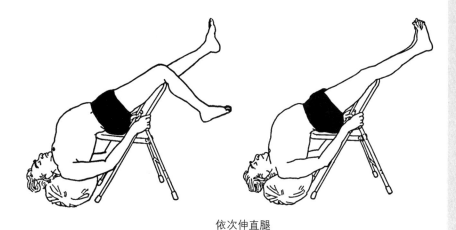

依次伸直腿

○ 逐渐下滑，直到肩部落在抱枕上为止。

○ 保持后腰固定在座位上，不要从椅子上滑落。

○ 然后依次伸直双腿，使双腿靠在椅子背上。

○ 手臂稳固地抓着椅子，扩展胸腔，延展身体，放松大脑。

○ 保持体式一段时间后，屈双膝，脚掌放在椅背上休息。

○ 松开抓着椅子的手臂并逐渐下滑到地面上。

○ 在这个姿势上停留一会儿，转到侧面并坐起。不要急着坐起来。

说明：不要将身体重量全部落在椅子上。握住椅子并在椅子上保持向上的伸展。

69. 桥式肩倒立
（Setubandha Sarvāṅgāsana）

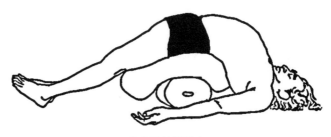

在交叉的抱枕上

说明：注意躯干在抱枕上后弯的范围要适度。如果滑向头部太多那么胸腔就会缩窄，腹部会凸出。如果向脚的方向滑落太多，那么臀部就会掉落，腰部会感到紧张。

a. 交叉的抱枕上
○ 将两个抱枕交叉叠放成十字形，下面的横放，上面的纵放。

○ 坐在纵放的抱枕底端然后向后躺下，使头后侧和肩部躺落在地上。

○ 双臂伸展到两侧。

○ 伸直双腿，使双脚落地。

○ 确保胸腔敞开。

○ 如有必要，在肩部、颈部和头下垫点东西，如果背部感到不适，就把双脚抬高放在一个盒子或者抱枕上。

○ 抱住两个抱枕，屈膝并滑落向头的一侧。

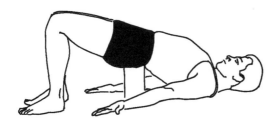

抬起髋部（臀部），在骶骨下垂直地放一块砖，朝着尾骨

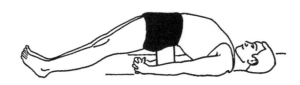

伸直双腿，打开胸腔

b. 瑜伽砖上

○躺下，屈膝，脚趾朝墙。

○保持头、颈部、肩部落地，双脚踩地，抬起髋部（臀部）向上。

○在骶骨下垂直地放一块砖，朝着尾骨。

○依次伸直双腿，脚跟后侧中央落地。

○打开胸腔向上。

○双臂贴地向脚的方向伸展。

○返回时屈双膝，抬起臀部，把砖拿开，然后臀部落地，转身到一侧，
　坐起来。

70. 倒箭式

(Viparīta Karaṇī)

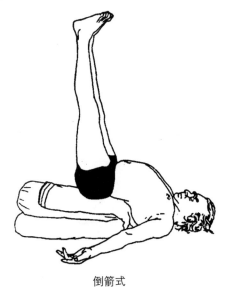

倒箭式

○坐在两个叠放的抱枕上。

○躺下，使肩部、颈部和头后侧在地上。

○双臂侧展约60度。

○屈膝到胸前。

○伸直双腿向上朝着天花板。

○调整双腿使它们垂直于地面。

○提起胸腔。

○返回时屈双膝，放下双脚到地上，现在向头部滑动身体，使臀部落到地上。

○转到右侧，然后坐起来。

学习用上提背部、脊柱、脊柱肌肉和收紧腹部的方式来扩展胸腔。

说明：还可以在墙边放抱枕，靠墙练习这个体式。

71. 挺尸式

（Śavāsana）

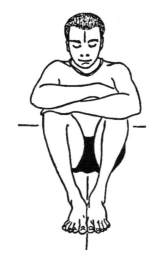

坐在垫子的中央

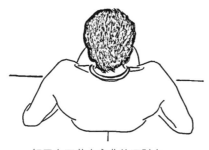

躯干向下落在弯曲的双肘上

○ 屈膝坐在垫子或者毯子中央，双脚平放在地上。

○ 身体向后落在弯曲的双肘上，然后小心地将躯干平直躺落到地面上。

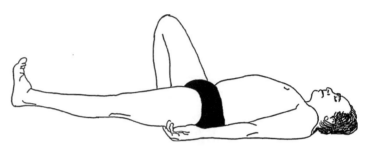

依次伸直双腿

○ 依次伸直双腿。

○ 双腿、双脚并拢。

○ 释放双腿上的所有紧收感，双脚自然地向两侧沉落。

○ 伸展的双臂放在身体两侧，和身体成 60 度角。

○ 转动大臂、肘部和手腕，使手掌朝着天花板，双手放在中间指关节上。

○ 确保头部重量落在后脑的中央。如果头仰向后，就在头下垫上一张折叠
　的毯子。

○ 仔细地将躯干和四肢均衡地放好后，上眼睑沉落到下眼睑上，眼球放松，
　陷入眼眶内，放松任何可能存在于面部、眼睛、脸颊和嘴唇周围的紧张。

○ 放松喉咙和舌头。

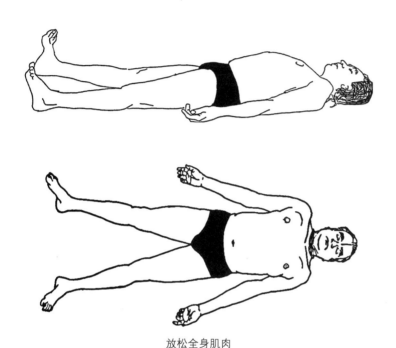

放松全身肌肉

学习放松身体，一部分一部分地彻底放松，使头脑平静。学习成为一个不作任何反应的沉默观察者。

○ 放松身体的所有肌肉，任何部位的肌肉都不要紧绷。让身体松弛，感觉身体像是完全坠落到地上。

○ 为了不被自己的心理活动所干扰，专注于呼吸，让呼吸逐渐变得柔和均匀。

○ 保持5~10分钟。

○ 缓慢地结束挺尸式，睁开眼睛，屈双膝，身体转到右侧然后起来，但不要起身过猛。

说明：关于挺尸式和调息法的更多细节请参阅《调息之光》（*Light on Prāṇāyāma*）和《艾扬格女性瑜伽》（*Yoga：A Gem for Women*）。

功用与注意事项

仰卧体式有助于慢性疾病的恢复，还有益于缓解女性的经期问题，尤其是痛经和月经过多。这些体式还可以舒缓胃酸和胃肠胀气，改善哮喘患者的呼吸过程。

在仰卧英雄式中，腹部和骨盆区域得到伸展，胸腔区域则得到扩展。双腿折叠能消除腿部和脊柱肌肉的疼痛和疲劳。虽然脊柱是躺卧放松的，但不能让它松垮下陷。对于背部、胸腔和腹部的特别调整，使人们能以适当的方式进入挺尸式，同时放松身体和头脑，避免头脑进入梦幻、摇摆和受干扰的状态。

乌伽依调息法 I 和 II

当人们学习有意识的休息、放松和沉静下来时，呼吸就开始变得明显，一旦感觉到这种呼吸的运动过程，就进入了初始的、基础的调息法的准备阶段。吸气和呼气保持自然、柔和而缓慢，这就是"乌伽依调息法 I"。之后，呼气变得比正常的呼气深长、柔和、顺畅，而吸气依然和之前一样。这将引导感官和头脑向内，追溯到它们的源头。这种类型的呼吸——正常的吸气和深呼气，被称为"乌伽依调息法 II"。这两种调息法是瑜伽八支的第四支的基础。

到此，我们给初学者的入门教学大纲就结束了。

结束语

你也许会问，每天应该练习多长时间。就此上师也曾多次作答。练习的质量总是比练习的数量更加重要。每个体式中的每个部分都要去纠正。你需要留心关注你正在练习的体式：为什么、是什么、如何去做。对于初学者而言，体式练习的质量远比体式的保持时间重要。一个体式的保持时间不要超过20~30秒，但是在支撑头倒立、支撑肩倒立、犁式、加强背部伸展式、坐立体式、挺尸式以及第十四部分中提到的体式中可以保持3~5分钟。重复体式2~3次更好（除了支撑头倒立之外）。如此，这里的课程，初学者不超过45~50分钟就能完成。练习者还可以根据自己可利用的时间将练习分为两个部分，甚至可以将它们分开作为整个星期的练习课程。意志力比较薄弱的人，首先每周练习一次，之后每周两次，然后隔天一次。当他们适应了练习之后，就可以每天规律地练习。不要觉得练习的体式太多了，这样想会给头脑负担。也不要觉得累人的练习时间又到了，这样想也会给头脑带来压力。以自由的头脑开始进入练习。

很多练习者一次练习了所有体式，唯独省略了倒立体式，这种错误是不可原谅的。倒立体式是体式练习的支柱。时间不够时可以省掉其他体式，请不要错过倒立练习，但女性在生理期则要避免倒立。倒立体式控制身体的新陈代谢，保持血压值正常，维持血糖和内分泌平衡。它们平衡情绪，刺激智力并提神醒脑。

对于初学者而言，精准性并不那么重要，因为入门阶段他们的智性，以及身体的灵活度、柔韧性和平衡性还受到一定限制。因此，练习方法上不需要非常精准和深入。初学者要从基础开始学起，直到他们能进入体式。初学者要瞄准体式，体式就是他们的练习之旅。这类型的学生被称为"初学者"，因为他们处在 Āraṁbhāvasthā（身体练习）阶段。真正的瑜伽旅程正在展开。

进入体式时头脑要保持清醒。一旦体式达成，怀着成就的喜悦，练习者就会忘记要用同样的头脑控制力去解除体式。因此，必须要锻炼出一个冷静的头脑来完成体式的复位。

练习者进入体式时，应将身体和意识的所有能量贯注于体式。一旦学会了体式且能够在体式中保持，集中了的或者说目标性的能量在保持体式时开始扩散，如果不能适当地引导这种扩散的能量，就会感觉不均衡。当这些扩散的能量四散、得不到适当的引导，练习者就会发问："为什么我感觉这里疼而不是那里？为什么我感觉我拉伸了这里而不是那里？"这种对于体式的思考意味着你不再是一个初学者了。

我们可以简单地回答这些问题，就说是因为你们练习得不正确。但是，准确地说，那些疼痛和不平衡的感觉并非出于错误的练习。相反，是因为你开始感觉到了能量的流动，你已经开始意识到存在于你身体内的不平衡。

我们投入能量去学习体式，与此呼应，体式中产生的能量须运用于体式练习，这样体式的效果才能更好，我们的理解也才能更深入。这就是真正学习的开始。当你开始正确地运用能量，体式的精准就会随之而来。为体式注入能量，你将学会怎样去做得更好，学会怎样带来均衡、平衡和稳定。

第二个共同的问题是，在体式练习中该如何呼吸。理论上建议自然呼吸。首先，你必须保证不要屏住呼吸；其次，注意力要集中在体式的练习方法上，而非呼吸上。只有在体式获得某种程度的成熟时才有可能专注于呼吸。让初学者专注于呼吸是一种错误导向，通常，这会导致他们刻意改变呼吸而不是专注于呼吸。事实上，那些没有理解如何为身体的各个部分注入能量的老师，会让入门的学生专注于呼吸，而这恰恰是错误的或者说是一种误导。当你把水倒进烧制了一半的罐子内，会发生什么情况？罐子会裂或者破碎。同样，如果给烧制了一半或者未经烧制的身体加载呼吸，将会损坏神经。因此要求初学者去专注于体式练习的方法而不是呼吸。同样，初学者的调息法练习也仅限于乌伽依 I 和 II。

在此，我们结束《艾扬格瑜伽入门教程》一书。我希望现在你已经知道，作为一个瑜伽道路上的初学者有多少东西需要去学。安全良好的开端将引导练习者到达终点。稳扎稳打无往不胜。作为初学者，我们的责任就是以稳定的头脑坚持不懈地进行练习。

向帕坦伽利祈祷

让我们向最崇高的圣哲帕坦伽利致敬，

您编撰瑜伽成经，使我们满载平静与圣洁的正念，

您规范梵语的语法，使之清晰与纯洁，

您带来万妙的灵药，带给我们粗身的康泰与精身的解脱。

让我们臣服在最崇高的圣哲帕坦伽利足下，

您是蛇神的化身，诞生尘世成为圣哲，

我们向教导善良知识的最高导师礼敬。

附 录

习练序列
（1~28 周）

　　最后一部分列出了本书所讲体式的习练顺序。初学者每周必练的体式和练习顺序如下表所示。表中周次下方的空格对应着某个体式，就表示在这一周不需要练习该体式。如果某一周对应的体式序号有两个，则说明这个体式在这周都需要练习两次。比如，第 7 周的加强背部伸展式对应着 17、19，表示加强背部伸展式是第 7 周要练习的第 17 和第 19 个体式。重要的是，要按照表中所列的顺序进行练习，因为强化练习一组体式才能给练习者带来理想的效果。

1~8 周

序号	体式	周次							
		1	2	3	4	5	6	7	8
1	山式 Samasthiti	1	1	1	1	1	1	1	1
2	手臂上举式 Ūrdhva Hastāsana	2	2			2			
3	上举手指交扣式 Ūrdhva Baddhāṅguliyāsana	3	3	2	2	3	2		
4	祈祷式 Namaskārāsana	4	4			4			
5	上举祈祷式 Ūrdhva Namaskārāsana 从手臂上举式进入 From Ūrdhva Hastāsana	5	5			5			
6	反转抱肘 Paschima Baddha Hastasana					6	3		
7	牛面式 Gomukhāsana					7	4		

序号	体式	周次							
		1	2	3	4	5	6	7	8
8	反转祈祷式 Paśchima Namaskārāsana					8	5		
9	树式 Vṛkṣāsana			3		9	6		
10	四肢伸展式 Utthita Hasta Pādāsana	6	6			11	8		
11	四肢侧伸展式 Pārśva Hasta Pādāsana	7	7			12	9		
12	三角伸展式 UtthitaTrikoṇāsana	8	8	4	3	13	10	2	2
13	战士 II 式 Vīrabhadrāsana II		9	5	4	14	11	3	
14	侧角伸展式 Utthita Pārśvakoṇāsana		10	6	5	15	12		3
15	站立飞机式 Vimānāsana				6	16	13	4	
16	战士 I 式 Vīrabhadrāsana I				7	17	14		4
	转动躯干			7					
	转动躯干，屈膝								
17	幻椅式 Utkaṭāsana			8	8	10	7		
18	扭转三角式 Parivṛtta Trikoṇāsana							5	
	左手在右脚内侧								5
	左手在右脚脚踝上								
19	半月式 Ardha Chandrāsana						15	6	6
20	加强侧伸展式 Pārśvottānāsana						16		
	背部凹陷站立，双手叉腰	9	11						
	双手落下，低头		12	9	9				
21	双角式 Prasārita Pādottānāsana					18			
	背部凹陷	10	13						
22	下犬式 Adho Mukha Śvānāsana					19	17	12	12
23	加强前屈伸展式 Uttānāsana				10			7	7
	抱肘加强前屈伸展式 Baddha Hasta Uttānāsana			10					
	背部凹陷					20	18		
	双脚并拢，背部凹陷						19		

序号	体式	周次							
		1	2	3	4	5	6	7	8
24	手抓脚趾伸展式 Pādāṅguṣṭhāsana					21	20	8	8
25	英雄式 Vīrāsana							9	9
26	英雄坐山式 Parvatāsana-in Vīrāsana							10	10
27	面朝下的英雄式 Adho Mukha Vīrāsana							11	11
28	上犬式 Ūrdhva Mukha Śvānāsana							13	13
29	手杖式 Daṇḍāsana	11	14					14	14
	手杖式手臂上举 Ūrdhva Hasta Daṇḍāsana	12	15					15	15
	手杖式手抓大脚趾 Pādāṅguṣṭha Daṇḍāsana	13	16					16	16
30	支撑头倒立 Sālamba Śīrṣāsana								
	半头倒立 Ardha Sirsasana							20	20
31	半犁式 Ardhahalāsana								
	从地板上摆动向后进入，脚放墙上		17	11	11	22	21		
32	单腿肩倒立 Eka Pāda Sarvāṅgāsana				12	23	22	22	22
33	支撑肩倒立 Sālamba Sarvāṅgāsana					24	23	21	21
34	双角犁式 Supta Koṇāsana							23	
35	犁式 Halāsana					25	24	24	23
36	膝碰耳犁式 Karṇapīḍāsana					26	25	25	
37	加强背部伸展式 Paśchimottānāsana	14	18	12	13	27	26	17 19 26	17 19 24
38	单腿头碰膝式 Jānu Śīrṣāsana							18	18
39	桥式肩倒立 Setubandha Sarvāṅgāsana			13	14				
40	挺尸式 Śavāsana	15	19	14	15	28	27	27	25

9~16 周

序号	体式	周次							
		9	10	11	12	13	14	15	16
1	山式 Samasthiti	1	1	1	1	1	1	1	1
2	手臂上举式 Ūrdhva Hastāsana	2		2					
3	上举手指交扣式 Ūrdhva Baddhāṅguliyāsana		2		2				
4	三角伸展式 Utthita Trikoṇāsana	3	3	3	3	2	2	2	2
5	战士 II 式 Vīrabhadrāsana II	4	4	4	4				
6	侧角伸展式 Utthita Pārśvakoṇāsana	5	5	5	5	3	3	3	3
7	战士 I 式 Vīrabhadrāsana I		6		6	4	4	4	4
8	战士 III 式 Vīrabhadrāsana III		7	6	7		5	5	
9	半月式 Ardha Chandrāsana	6		7	8		6	6	
10	扭转三角式 Parivṛtta Trikoṇāsana					5	7	7	
11	站立飞机式 Vimānāsana						6	8	
12	加强前屈伸展式 Uttānāsana	7	8	8	9		9		
13	加强侧伸展式 Pārśvottānāsana	8	9	9	10	7			
14	双角式 Prasārita Pādottānāsana	9	10	10	11	8	10	8	5
15	坐角式 Upaviṣṭha Koṇāsana	10	11	11		15	18	15	13
16	简易坐 Svastikāsana	11	12		12				
17	简易坐山式 Parvatāsana in Svastikāsana	12	13	12	13				
18	英雄式 Vīrāsana	13	14	13					
19	英雄坐山式 Parvatāsana in Vīrāsana						15		10
20	仰卧英雄式 Supta Vīrāsana						16		11
21	束角式 Baddha Koṇāsana					13	17	13	12
22	仰卧束角式 Supta Baddha Koṇāsana					14		14	
23	牛面式 Gomukhāsana				14				
	只做腿的动作	14	15						
24	巴拉瓦伽 I 式 Bharadvājāsana I			15	14	16	19	16	14
	只做腿的动作	15	16						

序号	体式	周次							
		9	10	11	12	13	14	15	16
25	支撑头倒立 Sālamba Śīrṣāsana			16	15	17	20	17	15
	单腿向上伸展头倒立 Urdhva Prasarita Eka Pada Sirsasana	16	17						
26	下犬式 Adho Mukha Śvānāsana	17	18	17	16	9	11	9	6
27	上犬式 Ūrdhva Mukha Śvānāsana	18	19	18	17	10	12	10	
28	四肢支撑式 Chaturaṅga Daṇḍāsana					11		11	7
29	手杖式 Daṇḍāsana					12	13	12	8
30	支撑肩倒立 Sālamba Sarvāṅgāsana	19	20	19	18	18	21	18	16
31	单腿肩倒立 Eka Pāda Sarvāṅgāsana	20		20	19				
32	双角犁式 Supta Koṇāsana		21	21	20				
33	犁式 Halāsana	21	22	22	21	19	22	19	17
34	膝碰耳犁式 Karṇapīḍāsana	22	23		22	20	23	20	18
35	卧手抓脚趾伸展式 Supta Pādāṅguṣṭhāsana					21	24	21	19
36	上伸腿式 Ūrdhva Prasārita Pādāsana	23	24						
37	完全船式 Paripūrṇa Nāvāsana				23	23		14		9
38	单腿头碰膝式 Jānu Śīrṣāsana	24	25	24	24	23	26	23	21
39	加强背部伸展式 Paśchimottānāsana	25	6	25	25	22 24	25 27	22 24	20 22
40	挺尸式 Śavāsana	26	27	26	26	25	28	25	23

17~24 周

序号	体式	周次							
		17	18	19	20	21	22	23	24
1	山式 Samasthiti	1	1	1	1	1	1	1	
2	手臂上举式 Ūrdhva Hastāsana	2		2		2	2	2	2
3	上举手指交扣式 Ūrdhva Baddhāṅguliyāsana	3		3		3	3	3	3
4	牛面式 Gomukhāsana	4	2	4	2				
5	反转抱肘 Paschima Baddha Hastasana	5	3	5	3				
6	反转祈祷式 Paśchima Namaskārāsana	6		6					
7	树式 Vṛkṣāsana	7	8	7	4	4			7
8	幻椅式 Utkaṭāsana	8		8	5				
9	三角伸展式 Utthita Trikoṇāsana	9	4	9	6	5	4	4	4
10	战士 II 式 Vīrabhadrāsana II	10	5			6	5	5	
12	侧角伸展式 Utthita Pārśvakoṇāsana	11	6	10		7	6	6	5
13	战士 I 式 Vīrabhadrāsana I	12	7	11	7	8	7	7	6
14	站立飞机式 Vimānāsana	13							
15	半月式 Ardha Chandrāsana		9		8		8		8
16	战士 III 式 Vīrabhadrāsana III		10	12	9		9		9
17	扭转三角式 Parivṛtta Trikoṇāsana		11	13		9		8	
18	侧角扭转式 Parivṛtta Pārśvakoṇāsana		12	14		10		9	
19	加强侧伸展式 Pārśvottānāsana	14	13	15	10	11		10	
20	双角式 Prasārita Pādottānāsana	15	14	16	11	12		11	
21	加强前屈伸展式 Uttānāsana	16	15	17	12	13	10	12	10
22	手抓脚趾伸展式 Pādāṅguṣṭhāsana	17	16	18	13		11		11
23	下犬式 Adho Mukha Śvānāsana	18	17	19	14	14		13	
24	拜日式 Sūrya Namaskāra	19	18	20	15				
	山式 Samasthiti								
	祈祷式 Namaskārāsana								

序号	体式	周次							
		17	18	19	20	21	22	23	24
	手臂上举式 Ūrdhva Hastāsana								
	加强前屈伸展式 Uttānāsana								
	下犬式 Adho Mukha Śvānāsana								
	上犬式 Ūrdhva Mukha Śvānāsana								
	四肢支撑式 Chaturanga Daṇḍāsana								
	上犬式 Ūrdhva Mukha Śvānāsana								
	下犬式 Adho Mukha Śvānāsana								
	加强前屈伸展式 Uttānāsana								
	手臂上举式 Ūrdhva Hastāsana								
	祈祷式 Namaskārāsana								
	山式 Samasthiti								
25	英雄式 Vīrāsana	20	19	21	16	15	12	14	12 18
26	英雄坐山式 Parvatāsana-in Vīrāsana	21		22			18		19
27	牛面式 Gomukhāsana		20		17	23	19	22	20
28	门闩式 Parighāsana	22	21	23		16		15	
29	支撑头倒立 Sālamba Śīrṣāsana	23	22	24	18	24	20	23	21
30	巴拉瓦伽 I 式(椅子上的)Bharadvājāsana 1						28	27	
	不抓手臂	24	23						
	抓手臂			25	19				
31	手杖式 Daṇḍāsana	25	24	26	20	17	13	16	13
32	手杖式手臂上举 Ūrdhva Hasta Daṇḍāsana					18	14	17	14
33	手杖式手抓大脚趾 Pādāṅguṣṭha Daṇḍāsana					19	15	18	15
34	坐角式 Upaviṣṭha Koṇāsana	26		27		35	17 33	34	17
35	手抓脚趾坐角式 Pādāṅguṣṭha Upaviṣṭha Koṇāsana	27		28		20		19	

序号	体式	周次							
		17	18	19	20	21	22	23	24
36	束角式 Baddha Koṇāsana	28		29			16		16
37	简易坐 Svastikāsana	29		30		21		20	
38	简易坐山式 Parvatāsana in Svastikāsana		25		21	22		21	
39	加强背部伸展式 Paśchimottānāsana	30	26	31	22	31	30	30	31
40	单腿头碰膝式 Jānu Śīrṣāsana	31	27	32	23	32	31	31	32
41	半英雄面碰膝加强背部伸展式 Trianga Mukhaikapāda Paśchimottānāsana	32	28	33	24	33	32	32	33
42	圣哲玛里奇 I 式 Marīcyāsana I			34	25	34		33	34
43	面朝下的坐角式 Adho Mukha Upaviṣṭa-koṇāsana	33		35	26				
44	完全船式 Paripūrṇa Nāvāsana		29		27				
45	加强背部伸展式 Paśchimottānāsana	34 41	30 36	36 41	28 35				
46	仰卧束角式 Supta Baddha Koṇāsana	35		37					
47	仰卧英雄式 Supta Vīrāsana		31		29				
48	支撑肩倒立 Sālamba Sarvāṅgāsana	36	32	38	30	25	21	24	22
49	单腿肩倒立 Eka Pāda Sarvāṅgāsana	37					22		23
50	侧单腿肩倒立 Pārśvaika Pāda Sarvāṅgāsana		33		31	23			24
51	半犁式 Ardha Halāsana						24		25
52	犁式 Halāsana	38	34	29	32	26	25	25	26
53	膝碰耳犁式 Karṇapīḍāsana	39			33		26		27
54	双角犁式 Supta Koṇāsana	40		40			27		28
55	侧犁式 Pārśva Halāsana		35		34	27	28	26	29
56	巴拉瓦伽 I 式 Bharadvājāsana I					29	29	28	30
57	巴拉瓦伽 II 式 Bharadvājāsana II								
	只做腿的动作					30		29	
58	倒箭式 Viparīta Karaṇī					36		35	
59	挺尸式 Śavāsana	42	37	42	36	37	34	36	35

25~28 周

序号	体式	周次			
		25	26	27	28
1	山式 Samasthiti	1	1	1	1
2	手臂上举式 Ūrdhva Hastāsana	2		2	
3	上举手指交扣式 Ūrdhva Baddhāṅguliyāsana	3		3	
4	牛面式 Gomukhāsana	4	2	4	2
5	反转祈祷式 Paśchima Namaskārāsana	5	3	5	3
6	树式 Vṛkṣāsana	7	4	7	4
7	幻椅式 Utkaṭāsana	8	5	8	5
8	四肢伸展式 Utthita Hasta Pādāsana	9	6	9	6
9	四肢侧伸展式 Pārśva Hasta Pādāsana	10	7	10	7
10	三角伸展式 Utthita Trikoṇāsana		8		8
11	战士 II 式 Vīrabhadrāsana II	11	9	11	9
12	侧角伸展式 Utthita Pārśvakoṇāsana	12	10	12	10
13	战士 I 式 Vīrabhadrāsana I	13		13	
14	半月式 Ardha Chandrāsana	14		14	
15	战士 III 式 Vīrabhadrāsana III	15	11	15	11
16	扭转三角式 Parivṛtta Trikoṇāsana	16	12	16	12
17	侧角扭转式 Parivṛtta Pārśvakoṇāsana	17	13	17	13
18	门闩式 Parighāsana	18	14	18	14
19	加强侧伸展式 Pārśvottānāsana	19	15	19	15
20	双角式 Prasārita Pādottānāsana	20	16	20	16
21	加强前屈伸展式 Uttānāsana	21	17	21	17
22	手抓脚趾伸展式 Pādāṅguṣṭhāsana	22	18	22	18
23	下犬式 Adho Mukha Śvānāsana	23		23	
24	拜日式 Sūrya Namaskāra				
	说明：重复的次数根据个人的能力而定				
	山式 Samasthiti				

序号	体式	周次			
		25	26	27	28
	祈祷式 Namaskārāsana				
	手臂上举式 Ūrdhva Hastāsana				
	加强前屈伸展式 Uttānāsana				
	下犬式 Adho Mukha Śvānāsana				
	上犬式 Ūrdhva Mukha Śvānāsana				
	四肢支撑式 Chaturanga Daṇḍāsana				
	下犬式 Adho Mukha Śvānāsana				
	加强前屈伸展式 Uttānāsana				
	手臂上举式 Ūrdhva Hastāsana				
	祈祷式 Namaskārāsana				
	山式 Samasthiti				
25	上犬式 Ūrdhva Mukha Śvānāsana	24	19	24	19
26	弓式 Dhanurāsana	25	20	25	20
27	蝗虫式 Śalabhāsana	26	21	26	21
28	骆驼式 Uṣṭrāsana	27	22	27	22
29	下犬式 Adho Mukha Śvānāsana	28	23	28	23
30	简易坐山式 Parvatāsana in Svastikāsana	29	24	29	24
31	英雄坐山式 Parvatāsana in Vīrāsana	30	25	30	25
32	巴拉瓦伽 I 式 Bharadvājāsana I	31	26	31	26
33	巴拉瓦伽 II 式 Bharadvājāsana II	32	27	32	27
34	卧手抓脚趾伸展式 I 和 II Supta Pādāṅguṣṭhāsana I & II	33	28	33	28
35	支撑头倒立 Sālamba Śīrṣāsana	34	29	34	29
36	支撑肩倒立 Sālamba Sarvāṅgāsana	35	30	35	30
37	单腿肩倒立 Eka Pāda Sarvāṅgāsana		31		31
38	侧单腿肩倒立 Pārśvaika Pāda Sarvāṅgāsana		32		32

序号	体式	周次			
		25	26	27	28
39	半犁式 Ardha Halāsana		33		33
40	犁式 Halāsana	36	34	36	34
41	膝碰耳犁式 Karṇapīḍāsana		35		35
42	双角犁式 Supta Koṇāsana		36		36
43	侧犁式 Pārśva Halāsana		37		37
44	加强背部伸展式 Paśchimottānāsana	37	38	37	38
45	挺尸式 Śavāsana	38	39	38	39

YOG

YOG（古鲁吉青年会，Youth's Offerings to Guruji）创建于 1996 年，旨在通过多种媒介传扬我们的上师——尊敬的 B.K.S. 艾扬格的成就，正如我们深情地称他上师（Guruji），他是当代瑜伽之源的诠释，是我们修习和进化的榜样……他从艺术、科学和哲学上，并运用各种生命规则去重新发现自己。

YOG 包括所有与艾扬格瑜伽相关的工作者，以及以各种方式为此项目捐赠（贡献）的人们，不论他们所做的是创建、发展、生产、分销或者购买 YOG 的产品。

以下是 YOG 的各种产品：

YOG 书籍

1.《八支瑜伽之光》（*Light on Astanga Yoga*）——B.K.S. 艾扬格（B.K.S. Iyengar）

2.《课堂后的课程》（*"A Class"after Class*）——1998 年 8 月对普尚·S. 艾扬格（Prashant S. Iyengar）的采访

3.《瑜伽达拉》（*Yoga Dhara*）——上师（Guruji）80 寿辰纪念卷

4.《双手奉上瑜伽之花》（*Yoga Pushpanjali*）——从各种纪念卷中收集的文章

5. *Yoga Rahasya* A 和 B 卷——收集瑜伽季刊中的文章成两卷合集

6. *Yoga Rahasya*——RIMYI 和 LOYRT 联合出版的季刊杂志

7.《艾扬格瑜伽入门教程》（*Yoga in Action - Preliminary Course*）——吉塔·S. 艾扬格（Geeta S. Iyengar）2000 年发行

8.《瑜伽和新千禧年》（*Yoga and the New Millenium*）——基于 B.K.S. 艾扬格 80 寿辰庆典上普尚·S. 艾扬格的贺词

YOG 录音资料

1.《脉轮》（*Chakras*）——1998 年 RIMYI 23 周年纪念普尚·S. 艾扬格的演讲

2.《瑜伽和下一个千禧年》——1998 年 12 月普纳 Ambrosia（鲜果酒店）尊敬的 B.K.S. 艾扬格 80 寿辰庆典中普尚·S. 艾扬格的演讲（7 盘录音带）

3.《体式的奥妙——五元素管理》（*Pance Mahabhuta*），普尚·S. 艾扬格的演讲，首次于 Guru Paurnima 2000 年发行（4 录音带）

4.《帕坦伽利瑜伽经》（*Patanjali Yogasutra*）——瑜伽经念诵 Sri.S.T.Nagaraj

5.《瑜伽凝视》（*Yoga-drsti*）——上师（Guruji）在他 70 寿辰庆典上的演讲，RIMYI 出品

6. *Patanjali Charitam and Vandanam*——A 面帕坦伽利经文解释，吉塔·S. 艾扬格；B 面经文呈现为 6 段拉格（ragas 一种印度的音乐节奏风格——译注），T.Srinivasa

7.《马努斯》（*Manus*）——普尚·S. 艾扬格（马拉地语 Marathi）

8.《调息法》（*Pranayama*）——录音带一盒，普尚·S. 艾扬格

9.《瑜伽经唱诵》（不同的风格 Lyracised Yoga Sutra）——普尚·S. 艾扬格（3 盒带）

10. *Laghu-Yog-Pravachana Mala*——普尚·S. 艾扬格（2 盒带马拉地语 Marathi）

YOG 影像资料

1.《B.K.S. 艾扬格——雕琢人类》

2.《艾扬格瑜伽之光》(*Light on Iyengar Yoga*)

3.《尊敬的 B.K.S. 艾扬格在他 80 周年寿辰带领的课程》(12 盒录像带)

4.《RIMYI 25 周年纪念》——包括尊敬的 B.K.S. 艾扬格带领的课程和庆典中精彩片段(6 盒录像带)

5.《上师的采访》

YOG 还销售以下产品:

1.《三摩地》(*Samadhi*)——关于上师(Guruji)的获奖电影

2.《上师》(*Guruji*)——上师的传记短片,Prthvi Raj Mishra 导演,瑜伽之光研究基金出品,录影带

3.《瑜伽的艺术》(*Art of Yoga*)——B.K.S. 艾扬格

4.《艾扬格女性瑜伽》(*Yoga:A Gem for Women*)——吉塔·S. 艾扬格

5.《艾扬格的生活和工作》(*Iyengar:His Life & Work*)——原本神龛般的身体,瑜伽从中闪光,B.K.S. 艾扬格的学生首次出版,包括大师的文章和关于他的文章

6.《通过身体知识理解瑜伽》(*Understand Yoga through Boby Knowledge*)——Sulochana D.Telang 博士

7. *Arogya Yoga*——B.K.S. 艾扬格(马拉地语)

8. *Yoga ek Kalpataru*——B.K.S. 艾扬格(马拉地语)

9. *Astadala Yogamala*——B.K.S. 艾扬格作品集 1、2 卷

10. *Yoga Sarvansathi*——B.K.S. 艾扬格（马拉地语）

更多信息：

RIMYI——印度普纳

Email：yog@bksiyengar.com

请访问官方网站：www.bksiyengar.com

致 谢

　　中国艾扬格瑜伽学院衷心感谢所有为此书作出贡献的人们，尽管大家日程繁忙，但是为了完成这本《艾扬格瑜伽入门教程》都付出了宝贵的时间和无价的努力。

　　本书的出版筹备过程是一个持续完整的过程：翻译、校正、编辑、排版和设计，涉及这些所有工作。中国艾扬格瑜伽学院由衷地感激所有参与人员的慷慨协助，他们是：Rajvi H. Mehta、蔡孟梅、沈咏珮、华代娟、闻风、李韵玲、付静、李珊珊、田燕、季婷婷、张诗苑、李帝扶、蔡有朋、章雨伦、李腾飞、黄世武、黄淑曼。

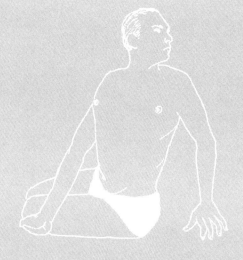

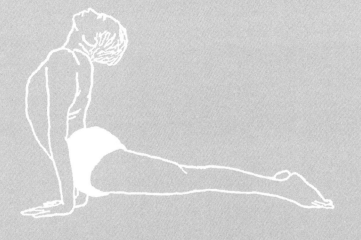

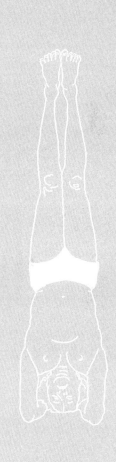